JN029226

夜尿症診療
リアル☆メソッド

西﨑直人著

順天堂大学医学部附属浦安病院小児科 准教授

中外医学社

序文「刊行にあたって」

　新型コロナウイルス感染症（COVID-19）の世界的な蔓延が暗い影を落とし，日本でも緊急事態宣言が発出されていた 2021 年の春，中外医学社の担当者・五月女謙一様（当時）からご縁を頂き，本書の執筆にとりかかりました．筆者は小児科医になってから 20 年来，サブスペシャリティとして夜尿症の診療に注力してきました．ご存じのように，2000 年代に入ってからランダム化比較試験（randomized controlled trial: RCT）の結果を根拠に，欧米を中心とした国際小児禁制学会（International Children's Continence Society: ICCS）がエビデンスに基づいた夜尿症の診療指針を提示しました．この流れを受けて，わが国においても日本夜尿症学会から「夜尿症診療ガイドライン」（2005 年，2016 年，2021 年）が発刊されました．

　ガイドラインの普及によって夜尿症診療の均てん化はある程度達成されましたが，同時にガイドラインの方針だけでは軽快しない症例が多いこともわかってきました．そのようなときには，最新の論文を読み漁り，知り合いのエキスパートの先生方に診療のコツをお尋ねしながら問題を解決しようと試みるのですが，なかなか骨の折れる作業です．このような背景のもと，「ガイドラインには載っていないような夜尿症診療の『コツや落とし穴』がわかる書籍があればいいな」と常々感じていました．

　今回，本書のテーマを "Tips & pitfalls behind the guidelines" としました．筆者が夜尿症診療を通じて気がついた「コツと落とし穴」をざっくばらんに紹介し，ガイドラインには書かれていないけれども重要である内容を『実践編』と『こぼれ話編』の 2 つに分けて作成しました．

　本書が，夜尿症診療にかかわるすべての皆様のかゆいところに手が届くための一助となるのであれば大変嬉しく思います．その先で，夜尿症から解放される子ども達の朝の笑顔に繋がれば甚だ幸いです．最後になりましたが，このような素敵な企画をご提案頂きました中外医学社の五月女謙一様（当時），鈴木真美子様，中畑謙様および制作に携わって頂きました同社のすべてのスタッフの方々に感謝

申し上げます．そして夜尿症患者さんを一緒に診療し，困ったときには助言を下さる順天堂大学小児科・腎泌尿器研究班の諸先生方にも，この場をお借りして御礼申し上げます．

令和4年　仲春　コロナ禍終息の先にある新時代を待ちながら

順天堂大学医学部附属浦安病院小児科
西﨑 直人

目　次

第1部　実践編

夜尿症診療のフローチャート〔【 】内の数字は「実践編」で参照すべき章〕

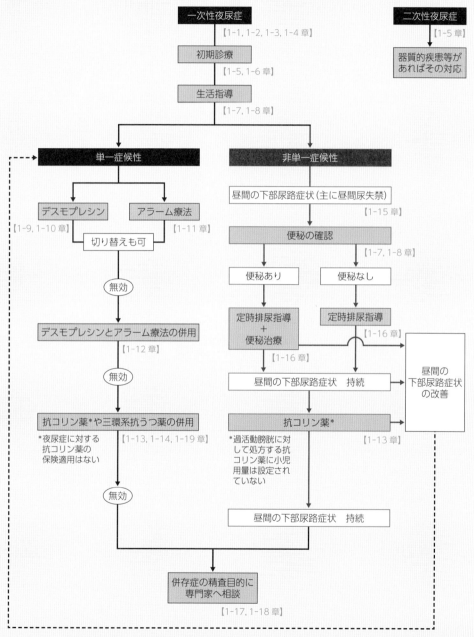

(日本夜尿症学会, 編. 夜尿症診療ガイドライン 2021. 東京: 診断と治療社; 2021 より改変・作図)

第 **1** 部

実 践 編

1-1 夜尿症の定義

夜尿症患者さんが受診した場合，保険診療を行う上では「夜尿症（請求コード：3076004, ICD-10 コード：F980）」または「小児夜尿症（請求コード：8834804, ICD-10 コード：R32）」という保険病名がつきます．本章では，現在臨床で用いられている「夜尿症の定義」について解説します．

夜尿症の定義

日本夜尿症学会から 2005 年に公表された「夜尿症診療のガイドライン」には，わが国における明確な定義と診断基準は明記されていませんでした[1]．しかしその後，同学会から 11 年ぶりに改訂された「夜尿症診療ガイドライン 2016」の中で，2014 年の国際小児禁制学会（International Children's Continence Society: ICCS）による定義をそのまま用いることが確認されました[2]．さらには「夜尿症診療ガイドライン 2021」[3]でも 2016 版と同様の定義が用いられています（表 1-1）．また治療効果を評価するために「初期効果」と「長期効果」の指標も示されています（表 1-2）[4,5]．

表 1-1 ● **夜尿症の定義**

【夜尿症】
5 歳以降で，月に 1 回以上，就寝中の間欠的尿失禁*があり，それが 3 か月以上継続している場合

年　齢	5 歳以降
頻　度	1 回 /1 か月以上 かつ 3 か月以上
重症度	1 週間に 4 日以上の夜尿は「頻回」，3 日以下の夜尿は「非頻回」
その他	昼間尿失禁やその他の下部尿路症状の有無は問わない

【付記】＊就寝中の間欠的尿失禁＝夜尿
　　　「夜尿」とは，就寝中に無意識に尿が漏れる「病態」を指す
　　　「夜尿症」とは，夜尿が 5 歳以降も上記の頻度で続くことに対する「病名」を指す
（日本夜尿症学会, 編. 夜尿症診療ガイドライン 2021. 東京: 診断と治療社; 2021 を改変）[3]

表 1-2 ● **夜尿症の治療効果の指標**

初期効果	無　効	：治療開始後，夜尿頻度が 0 ～ 49% 減少
	有　効	：治療開始後，夜尿頻度が 50 ～ 99% 減少
	著　効	：治療開始後，夜尿頻度が 100% 減少， または 1 か月で 1 回未満に減少
長期効果	再　発	：治療中止後，1 か月で 1 回以上の夜尿が再出現
	寛解維持	：治療中止後 6 か月間，再発なし
	完　治	：治療中止後 2 年間，再発なし

(Nevéus T, et al. J Urol. 2006; 176: 314-24) [4]
(Austin PF, et al. J Urol. 2014; 191: 1863-5.e13) [5]

〔文献〕　1. 日本夜尿症学会ガイドライン作成委員会（河内明宏, 津ヶ谷正行, 相川 務, 赤司俊二）. 日本夜尿症学会―夜尿症診療のガイドライン. 夜尿症研究. 2005; 10: 5-13.
2. 日本夜尿症学会, 編. 夜尿症診療ガイドライン 2016. 東京: 診断と治療社; 2016.
3. 日本夜尿症学会, 編. 夜尿症診療ガイドライン 2021. 東京: 診断と治療社; 2021.
4. Nevéus T, von Gontard A, Hoebeke P, et al. The standardization of terminology of lower urinary tract function in children and adolescents: report from the Standardisation Committee of the International Children's Continence Society. J Urol. 2006; 176: 314-24.
5. Austin PF, Bauer SB, Bower W, et al. The standardization of terminology of lower urinary tract function in children and adolescents: update report from the Standardization Committee of the International Children's Continence Society. J Urol. 2014; 191: 1863-5.e13.

1-2 夜尿症の疫学

夜尿症のお子さんをもつ保護者は「うちの子だけ夜尿があるのかしら？」や，「クラスや学年の中には他にも夜尿症のお子さんっているのかしら？」と不安に思っている人が大半を占めます．このような漠然とした不安のある保護者には，「夜尿症のある子ども達の数は決して少なくない」ということを，数値を用いて伝えることも重要です．

夜尿症の有病率，性差

夜尿症の有病率は，その調査対象（単一症候性か非単一症候性か）の割合によりばらつきがありますが，日本の夜尿症診療で約 3/4 を占めるとされる単一症候性夜尿症に限定すると，5 歳：15%, 6 歳：13%, 7 歳：10%, 8 歳：7%, 10 歳：5%, 12〜14 歳：2〜3%, 15 歳以上：1〜2% とされています[1]．また世界各国でその頻度にはほぼ差がないと考えられており，国際小児禁制学会（Inter-

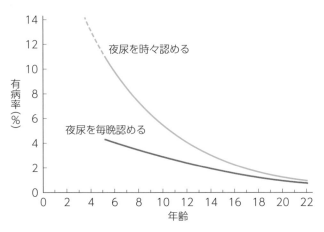

図 1-1 ● 夜尿症の有病率と年齢による変化

(Neveus T, et al. J Urol. 2010; 183: 441-7 より改変)[2]

JCOPY 498-14572

national Children's Continence Society: ICCS) からも有病率の経年変化が提示されています（図 1-1）[2].

　性差については，男女比 2：1 で低年齢では男児が多いとされますが，10 歳以降は差がみられなくなります[1]. 思春期までは 1 年間に 14% ずつ自然軽快していきます[3].

自然治癒と治療介入による治癒の違い

　夜尿症の自然経過を詳細に追跡した報告はほとんどありませんが，夜尿症に対して経過観察のみを行った場合と，何らかの治療介入を行った場合の比較の報告があります（図 1-2）. 赤司は，生活指導をはじめとする治療介入によって，経過観察（自然経過）に比べて治癒率を 2～3 倍高めることができること，治癒までに要する期間も短縮し，1 年後の治癒率は未介入の症例では 10～15% に対し治療介入例では約 50% が治癒すると報告しています[4]. また池田によれば，一次性夜尿症に対する治療介入について，解析対象者全体では，治癒に至るのに要した期間は 12.6±7.8 か月であったのに対し，初回の治療開始が 10 歳以上群（15.1±8.8 か月）のほうが，初回の治療開始が 10 歳未満群（119±7.4 か月）よりも，治癒まで要した期間が有意に長かった（p＝0.031）と報告しています[5].

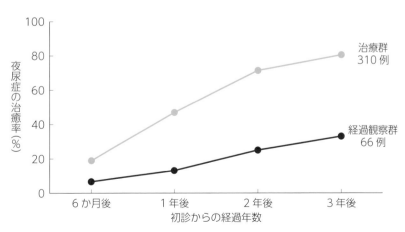

図 1-2 ● **夜尿症に対する治療介入群と経過観察群の予後の比較**
(赤司俊二. 夜尿症研究. 2009; 14: 29-34 より改変)[4]

さらにカプランマイヤー法による両群の比較でも，治療開始後3年以内の非治癒有病率は10歳以上群で有意に高く（p＜0.001），一次性夜尿症に対しては小学校低学年（10歳未満）での治療開始のほうが，最終的には夜尿症を早く治癒させる可能性を述べています.

　筆者も小学校高学年の初診の夜尿症患者さんでは治療に難渋する印象があります.　生活リズムがある程度決まっている児に対して，生活指導を改めるように指導したり，寝る前の水分制限を徹底させたりするのが困難なケースがあります.反抗期のためか，なかなか言う事を聞いてくれない，学習塾やクラブ活動などが忙しい児では生活指導の約束を守れない，などの治療コンプライアンスの悪い例が多いと感じています.

夜尿症の長期予後

　「夜尿症は小児期の疾患である」と捉えられがちですが，治癒した後であっても，実は成人期（遠隔期）への蓄尿機能・排尿機能に対する影響が示唆されています.　ベルギーからの報告では，小児期に夜尿のあった患者1,265名に対する質問票による追跡調査の結果，回答者（515名，11～31歳：中央値17歳）において7%で夜尿が残存し，（夜尿を含む）尿失禁が25%で認められていました.その内訳は，尿意切迫感が17%，頻尿が8%，夜間覚醒排尿が35%であり，夜間覚醒排尿を要する患者では小児期の夜尿症の治療年齢が有意に高く，かつ非単一症候性夜尿症であった頻度が高かったことが示されています[6].日本人のデータとしては，滋賀県で調査された「長浜コホート」の結果，5,402名を対象とした疫学調査で小児期に夜尿症の既往歴があった対象者では，成人期の夜間覚醒排尿が多くみられると報告されました[7].

受診のタイミング

　夜尿症は年齢を重ねるごとに自然治癒が期待できる疾患ですが，子育て世代の保護者や学校教育に関係する教員から「子どもにおもらしがある場合にはどのタイミングで医療機関を受診すればよいのでしょうか？」と質問されることがあります.　その場合には，小学校に上がった段階で連日の夜尿を認める場合や，昼間

表 1-3 ● 尿失禁や便失禁がある場合の受診の目安

| | 夜尿
+
昼間尿失禁 and/or 便失禁 | 夜尿のみ | |
		ほぼ毎晩	数回 / 週
未就学児（5 歳）	要受診	経過観察 （生活習慣の見直し）	経過観察 （生活習慣の見直し）
小学校 1 ～ 2 年生		受診を検討	経過観察 （生活習慣の見直し）
小学校 3 年生以降		要受診	受診を検討

尿失禁を伴う夜尿症や便失禁も伴っている尿失禁の場合は重症度が高いため，一度は医療機関で相談をするほうがよいと回答しています（表 1-3）．

〔文献〕 1. 日本夜尿症学会, 編. 夜尿症診療ガイドライン 2021. 東京: 診断と治療社; 2021.
2. Neveus T, Eggert P, Evans J, et al. Evaluation of and treatment for monosymptomatic enuresis: a standardization document from the International Children's Continence Society. J Urol. 2010; 183: 441-7.
3. Caldwell PH, Nankivell G, Sureshkumar P. Simple behavioural interventions for nocturnal enuresis in children. Database Syst Rev. 2013: CD003637.
4. 赤司俊二. 長期治療解析例による初診時臨床所見スコアー化の試みと治療予後の推定. 夜尿症研究. 2009; 14: 29-34.
5. 池田裕一. 一次性夜尿症における高年齢治療開始群と低年齢治療開始群の治療期間の検討. Progress in Medicine. 2017; 37; 231-5.
6. Goessaert AS, Schoenaers B, Opdenakker O, et al. Long-term follow up of children with nocturnal enuresis: increased frequency of nocturia in adulthood. J Urol. 2014; 191: 1866-70.
7. Negoro H, Fukunaga A, Setoh K, et al. Medical history of nocturnal enuresis during school age is an independent risk factor for nocturia in adults: the Nagahama study. Neurourol Urodyn. 2021; 40: 326-33.

1-3 | 夜尿症の分類

　夜尿症を診療する際には，その患者に生じている尿失禁の「性質」をしっかりと見極めることが重要です．「いつから夜尿があるのか？」，「夜尿以外の症状があるのか？」などを初期診療で確認します．本章では，現在，臨床で頻用されている分類の方法について解説します．

夜尿症の発現パターンや随伴症状の有無による分類

　夜尿症には，2つの分類方法があります．国際小児禁制学会（International Children's Continence Society: ICCS）や日本のガイドライン[1]によると，夜尿症の発現パターンによって「一次性」または「二次性」に分類する方法と，下部尿路の機能異常の有無によって「単一症候性」または「非単一症候性」に分類する方法です（表 1-4）．

　頻度は一次性夜尿症が約75～90％，二次性夜尿症が約10～25％を占めます．外来で診る機会の多い夜尿のみの単一症候性夜尿症の割合のほうが高く（約75％），昼間尿失禁など下部尿路症状（lower urinary tract symptoms: LUTS）を伴う非単一症候性夜尿症は約25％とされています．

表 1-4 ● **夜尿症の分類**

発現パターンからの分類	定 義	頻 度
一次性夜尿症	（生まれてからずっと）夜尿*が持続	約 75 ～ 90％
二次性夜尿症	（6か月間以上なかった）夜尿が再発	約 10 ～ 25％

下部尿路症状の有無による分類	定 義	頻 度
単一症候性夜尿症	夜尿のみ	約 90％
非単一症候性夜尿症	夜尿以外に下部尿路症状も伴う	約 10％

＊夜尿…就寝中の間欠的尿失禁

JCOPY 498-14572

下部尿路症状 (LUTS)

夜尿症のうち，非単一症候性夜尿症では，随伴している LUTS の情報を得ることが必要となります（表 1-5）．LUTS は日中の子ども達を観察することで判明する場合もあります．例えば，LUTS の中の過活動膀胱の存在を示唆する「尿我慢姿勢」（図 1-3）は本人が気にしていない場合もあるため，保護者に念入りに確認することが重要です[2]．筆者は LUTS をより詳細に知りたいときには，保護者

表 1-5 ● **代表的な下部尿路症状 (LUTS)**

①排尿頻度の異常（8 回 / 日以上，または 3 回 / 日未満）
②昼間尿失禁
③尿意切迫
④遷延性排尿（排尿開始困難）
⑤腹圧排尿
⑥微弱尿線
⑦断続尿線
⑧尿我慢姿勢
⑨残尿感
⑩排尿後のちびり（排尿後の尿の滴り）
⑪外性器や下部尿路の疼痛

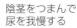

陰茎をつまんで
尿を我慢する

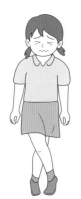

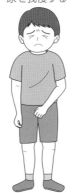

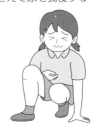

尿意が強くなると動けなくなり，
しゃがみ込んで会陰部をかかとで
押さえて尿を我慢する

足を交差してつま先立ちになり，
モジモジしながら尿を我慢する

図 1-3 ● **尿我慢姿勢**
(Franco I. Nat Rev Urol. 2016; 13: 520-32 をもとに作成)[2]

への問診事項として「ゲームやスマホをいじりながら, モジモジして尿を我慢していませんか？」,「テレビ番組を観ながら身体をクネクネさせたり, モジモジと落ち着かない様子で尿を我慢したりしていませんか？」,「学校から帰ってくるとすぐにトイレへ駆け込む場面を見かけませんか？」など, 生活の中で LUTS を示唆する行動がないかを確認しています. また洗濯物を洗う前に, パンツに尿のシミを頻繁に認める場合はそれが LUTS 症状の一つである排尿後のちびりから生じている可能性を示唆する重要なサインです.

その他の分類法 (帆足・赤司の夜尿症病型分類[3], 渡邊らの分類[4])

わが国で従来用いられてきた帆足・赤司らによる病型分類も夜尿症の病態を詳細に把握したい場合には有用です (表 1-6). 初診時に夜尿症の病因 (多尿型・膀胱型・混合型) を把握すれば, 病型に従って具体的な治療法 (デスモプレシン・

表 1-6 ● 帆足・赤司の病型分類

		多尿型 (多量遺尿型)		膀胱型 (排尿機能未熟型)	
		低浸透圧型	正常浸透圧型	I型	II型 (解離型)
夜間尿量	6〜9歳	≧200mL (≧0.9mL/kg/時)		<200mL (<0.9mL/kg/時)	
	10歳以上	≧250mL (≧0.9mL/kg/時)		<250mL (<0.9mL/kg/時)	
起床時尿	浸透圧 (mOsm/L)	≦800	≧801	≧801	
	比重	≦1.022	≧1.023	≧1.023	
機能的最大膀胱容量	6〜9歳	≧200mL (≧5mL/kg)		<200mL (<5mL/kg)	昼間≧200mL (≧5mL/kg) 夜間≧200mL (≦5mL/kg)
	10歳以上	≧250mL (≧5mL/kg)		<250mL (<5mL/kg)	昼間≧250mL (≧5mL/kg) 夜間≧250mL (≦5mL/kg)
昼間尿失禁		なし		ときにあり	なし
病型分類に基づく治療選択		デスモプレシン		抗コリン薬, アラーム	

(金子一成. 夜尿症. In: 日本小児腎臓病学会, 編. 小児腎臓病学. 東京: 診断と治療社; 2012. p.375-80 より改変)[3]

JCOPY 498-14572

アラーム療法・抗コリン薬・これらの併用療法）がおのずと決まる点が優れています．しかし，病態を把握するために詳細な排尿日誌の分析が必要であること，複数回の尿検査や尿量測定が必要であることから，受診後早期に夜尿症の積極的治療を望んでいる患者さんには適していません．

　そのほか，膀胱内圧と脳波を同時に測定し，病型分類を行う渡邊らの提唱する分類もあります（図1-4）．通常，夜尿のない児は膀胱に尿が充満すると脳波上では浅い睡眠に移行し，覚醒して排尿します．しかし夜尿のある児のうちⅠ型では脳波上，浅い睡眠に移行するが完全に覚醒できず夜尿をしてしまうといった軽症の覚醒障害を呈します．Ⅱa型は脳波上，全く覚醒反応が生じず，深い睡眠のまま夜尿をする重症の覚醒障害を原因とする病型です．Ⅱb型は膀胱に生じる無抑制収縮を原因としたある種の下部尿路機能障害であり，このため深い睡眠のまま覚醒せずに夜尿をしてしまうという病型です．これらは，近年の「なぜ夜尿症患者は尿意で起きることができないのか？」という問題の解決の糸口になるかも

混合型 （多尿型＋膀胱型）		正常型
低浸透圧型	正常浸透圧型	
≧200mL （≧0.9mL/kg/時）		<200mL （<0.9mL/kg/時）
≧250mL （≧0.9mL/kg/時）		<250mL （<0.9mL/kg/時）
≦800	≧801	≧801
≦1.022	≧1.023	≧1.023
<200mL （<5mL/kg）		≧200mL （≧5mL/kg）
<250mL （<5mL/kg）		≧250mL （≧5mL/kg）
ときにあり		なし
デスモプレシン，抗コリン薬，アラームの併用		デスモプレシン，抗コリン薬，アラームのいずれか

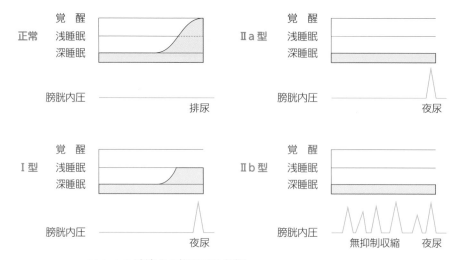

図 1-4 ● **渡邊らの提唱する分類**
(Watanabe E, Azuma Y. Sleep. 1989; 12: 257-64をもとに作成)[4]

しれないため，古くて新しい知見と言えます．しかし膀胱内圧を計測しつつ，脳波を記録するといった大掛かりかつ侵襲的な検査を要するために，日々の夜尿症診療で実践することは難しいのも事実です．

二次性夜尿症で注意すべきポイント

　二次性夜尿症とは，6か月以上なかった夜尿が「再発」した場合です．多くは環境の変化による心因性（両親の離婚，転校・転居，同胞の誕生，被災，小学校お受験，家人やペットとの死別，など）による一過性の場合が多いのですが，まれに全身性の基礎疾患の発症や悪化の可能性があり，これらを鑑別する必要があります．

　筆者は，飼い猫が亡くなった直後から週に数回の夜尿が急に出現した小学生の女児例を経験しました．この症例ではすぐに薬物療法やアラーム療法を導入しないで，定期受診の際に気持ちの傾聴に徹したところ，約2か月の通院のみで自然軽快しました．しかし，小児における精神的なトラウマ反応の発症時期については受傷直後から数か月後までと幅があることや，最終的に症状が軽快するまでに12か月以上を要する難治例も報告されています[5]．このようにトラウマ反応

JCOPY 498-14572

が長期化する場合や，夜尿以外の症状も出現するような重症例では，専門的なアプローチのために小児精神科医や心理士の介入を検討します．

【文献】　1. 日本夜尿症学会, 編. 夜尿症診療ガイドライン 2021. 東京: 診断と治療社; 2021.
　　　　2. Franco I. Overactive bladder in children. Nat Rev Urol. 2016; 13: 520-32.
　　　　3. 金子一成. 夜尿症. In: 日本小児腎臓病学会, 編. 小児腎臓病学. 東京: 診断と治療社; 2012. p.375-80.
　　　　4. Watanabe E, Azuma Y. A proposal for a classification system of enuresis based on overnight simultaneous monitoring of electroencephalography and cytometry. Sleep. 1989; 12: 257-64.
　　　　5. 山室和彦, 太田豊作, 末廣佑子, 他. 交通事故後に異なる PTSD 症状がみられた兄妹症例. 臨床精神医学. 2012; 41: 1319-25.

1-4 | 夜尿症の原因

夜尿の真の原因はいまだにわかっていません．しかし，患者さんや保護者に対しては，病態を説明するとともに，少なくとも関連する要因をお話した上で，治療を提案する必要があります．本章では，現時点で想定される夜尿を生じる要因について解説します．

想定されている夜尿症の要因

夜尿の原因として，以下の1つあるいは複数の要因の関与が想定されています．国際小児禁制学会 (International Children's Continence Society: ICCS) のコアメンバーである Nevéus の総説[1] では，

①睡眠から覚醒する能力の欠如（＝覚醒閾値上昇）
②夜間の膀胱の蓄尿能力低下（＝就寝中の排尿括約筋過活動）
③夜間の尿の生成のミスマッチ（＝夜間多尿）

の3つの要因のうち，「①＋（②または③）」，もしくは「①＋②＋③のすべて」が揃っている病態で夜尿を生じるとしています（図1-5）.

いまだわかっていない「尿意で起きられないわけ」

前述の夜尿を生じてしまう要因の中で，夜間多尿は水分摂取過多であることや，夜尿症患者さんの抗利尿ホルモン分泌の日内変動リズムが健常児とは異なっていることから理解できます．また，膀胱容量低下に関しては排尿括約筋の不随意の収縮が基となることから，過活動膀胱の存在や年齢に比して蓄尿能力が育っていない身体機能の未熟性という視点で説明できます．

しかし「尿意があっても目覚めない」という点は，いまだにその根本的な原因

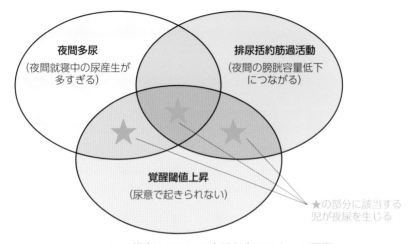

図 1-5 ● 想定されている夜尿を生じる 3 つの要因

がわかっていません．実際，夜尿症患者さんは外部から音による刺激を与えても，覚醒閾値（arousal threshold）が高く，起きにくいことが報告されています[2]．夜尿症患者さんの中には，「よく眠れない」，「寝つきが悪い」といった自覚症状のほか，保護者の観察から「寝相が悪い」，「寝言が多い」といった訴えをよく耳にします．このような患者さんでは，単に睡眠が浅い，深いといったほかに，睡眠リズムを含めた睡眠の質が悪い可能性があります[3,4]．また不安定な膀胱の収縮と中枢神経系の覚醒は相互に関与していて，膀胱収縮に伴うシグナルが逆行性に覚醒中枢を抑制することも推察されています[5]．

　実際に筆者も保護者が「寝相が悪く，寝言が多い」と訴える夜尿症患者さんに神経症，不眠症，小児夜なきや疳の虫の治療に使用される漢方薬・抑肝散を内服してもらったところ，夜尿日数が減少し，患者さん本人から「よく眠れるようになった」と言われた経験があります．抑肝散自体には抗利尿効果はないのですが，神経の高ぶりが収まり，睡眠の質が改善したことが，夜尿日数の減少に寄与したのではないかと考えます（2-8 章「夜尿症に対する漢方薬の位置づけ」 ▶▶p.125）．

【文献】　1. Nevéus T. Pathogenesis of enuresis: towards a new understanding. Int J Urol. 2017; 24: 174-82.
　　　　　2. Nevéus T, Hetta J, Cnattingius S, et al. Depth of sleep and sleep habits among enuretic and incontinent children. Acta Paediatr. 1999; 88: 748-52.

3. Van Herzeele C, Dhondt K, Roels SP, et al. Periodic limb movements during sleep are associated with a lower quality of life in children with monosymptomatic nocturnal enuresis. Eur J Pediatr. 2015; 174: 897-902.
4. Dhondt K, Van Herzeele C, Roels SP, et al. Sleep fragmentation and periodic limb movements in children with monosymptomatic nocturnal enuresis and polyuria. Pediatr Nephrol. 2015; 30: 1157-62.
5. Nevéus T, Stenberg A, Läckgren G, et al. Sleep of children with enuresis: a polysomnographic study. Pediatrics. 1999; 103: 1193-7.

JCOPY 498-14572

1-5 夜尿症の初期診療における問診のポイント

夜尿症患者さんの初診時に筆者が普段の診療の中で気にかけて聞いている問診のポイントを紹介したいと思います.

なお, 現行のガイドラインの中でも初期診療の中で「病歴聴取の重要性」が述べられています[1].

一次性または二次性か？

保護者に「生まれてからずっと夜尿をしていましたか？」, もしくは「6か月間以上, 全く夜尿のなかった期間がありましたか？」を確認します.

前者であれば「一次性夜尿症」であり, 最も頻度の多い典型的な夜尿症です. 後者であれば「二次性夜尿症」であり, 以前に一度は認められなくなった夜尿の「再発」ということになります. 二次性の場合はさらに大きく分けて, ①別の疾患の発症や悪化に伴う夜尿と②心的ストレスを契機に認めるようになった夜尿のどちらであるのかを鑑別する必要があります.

二次性夜尿症の鑑別 (表 1-7)
①別の疾患の発症や悪化による夜尿

1型糖尿病, 尿崩症 (の顕在化), 膀胱炎, 慢性腎臓病 (の進行による希釈尿), 甲状腺機能亢進症, 頭蓋内病変 (下垂体腫瘍), てんかん, 扁桃肥大や肥満による睡眠時無呼吸, など. 血液検査や尿検査, 専門的な画像検査を必要とします (1-6 章「夜尿症の初期診療における検査のポイント」 ▸▸p.26).

②心的ストレスを契機に認めるようになった夜尿

比較的多いとされる要因は, 両親の離婚, 同胞の誕生, いじめなど日常の中で起こり得るストレスです.

そのほか, 筆者が経験した例を紹介します.

表 1-7 ● **夜尿の原因が別の疾患の発症や悪化による場合**

病因		疾患	
夜間尿量の増加	腎尿路疾患	先天性腎尿路異常（低張尿）	低形成腎・異形成腎 水腎症
	内分泌疾患	尿崩症（低張尿） 糖尿病（高張尿） 甲状腺機能亢進症 褐色細胞腫 パラガングリオーマ	
	心因性	神経性多飲症（低張尿）	
膀胱容量の低下	腎尿路疾患	膀胱疾患	排尿筋過活動 Hinman syndrome（膀胱容量増大） 排尿筋 - 尿道括約筋協調不全 慢性尿路感染症
	内分泌疾患	高カルシウム尿症	
	脊椎疾患	神経管閉鎖不全 脊髄腫瘍	
その他	腎尿路疾患	先天性腎尿路異常 尿細管疾患	異所性尿管 Bartter 症候群, Gitelman 症候群
	神経疾患	てんかん	
	耳鼻科疾患	睡眠時無呼吸症候群	
	筋・結合織の異常	Ehlers-Danlos 症候群 筋強直性ジストロフィー	膀胱括約筋機能不全
	心因性	トラウマ反応	

- 飼い猫が亡くなった直後から週に数回の夜尿が急に出現した小学生の女児例（定期受診の際に気持ちの傾聴に徹したところ，約2か月で自然軽快）.
- 東日本大震災発生の最中に，スイミングスクールのプール内にいたところ大波が立ち，溺れかけた経験をした後から，連日の夜尿が急に出現した小学生の男児例（定期受診の際に気持ちの傾聴に徹したところ，約1か月で自然軽快）.
- 小学校受験を目指し，幼稚園年長で進学塾に通いだしてから週に数回の夜尿が急に出現した5歳男児例（塾をやめたらすぐに自然軽快）.

単一症候性または非単一症候性か？

　夜間就寝中だけに尿失禁を認める場合は単一症候性であり，臨床上，約3/4の患者さんに認めます．しかし夜尿に加えて，昼間尿失禁をはじめとする何らかの下部尿路症状（lower urinary tract symptoms: LUTS）を伴う場合には，患者さんの約1/4を占めるとされる非単一症候性夜尿症として具体的なLUTSを確認します（表1-5「代表的な下部尿路症状（LUTS）」 ➡ p.9）．

　LUTSはあまり小児科医には馴染みのない用語ですが，泌尿器科の先生方の間ではよく使われています．ここで重要なことは，排尿機能がまだ完全には成熟していない子ども達にとって，自分の身に起こっているLUTSの症状が異常なのか，正常なのか，の判断がしにくいことが挙げられます．つまり，普段の昼間の排尿に関して，自分の行っている習慣がLUTSに相当するものなのかどうかを，自覚していないことが多いです．そこで，以下のような質問を患者さん本人と保護者にしています．

〈患者さんへ〉
- おしっこをするときにおなかを抑えて圧をかけたり，排尿が始まるまでに時間がかかったりしますか？
- 授業中におしっこがしたくなりますか？

〈保護者へ〉
- テレビを観ながら，次のコマーシャルまで無理におしっこを我慢するシーンを見ることがありますか？
- タブレットやスマホ，ゲームをしながら，身体をモジモジさせておしっこを我慢するシーンを見ることがありますか？
- 学校から帰宅すると，ランドセルをおろして，そのまま慌ててトイレへ駆け込んでおしっこするシーンを見ることがありますか？
- パンツを洗濯する前に，尿臭がしたり，シミが付いたりしていることが多いですか？
- 急に思い立ったように「おしっこがしたい」と言い出すシーンを見ることがありますか？

表 1-8 ● **トロント式機能障害性排尿症状スコア**

A. DVSS 日本語改訂版 (小児用)

この 1 かげつのあいだ	ほとんど ない (0)	はんぶん より すくない (1)	はんぶん くらい (2)	ほとんど いつも (3)	わから ない (×)
1　ひるまにおもらしをしたことがある.					
2　(ひるまに) おもらしをしたとき, パンツがびちょびちょになる.					
3　ウンチがでないひがある.					
4　きばらないとウンチがでない.					
5　いちにち, 1 かいか 2 かいしかトイレにいかない.					
6　あしをとじたり, しゃがんだり, もじもじしたりして, オシッコをがまんすることがある.					
7　オシッコをしたくなると, もうがまんできない.					
8　おなかにちからをいれないとオシッコがでない.					
9　オシッコをするとき, いたい.					

(今村正明, 他. 日泌会誌. 2014; 105: 112-21 より改変) [2]

　LUTS は患者さん本人への問診のみでは把握できないことも多いので, 保護者にも詳細を聞きます. LUTS が重症である場合には, 泌尿器科的疾患の併存を念頭に, 他の検査や治療の必要性が生じます. さらに LUTS の詳細を把握するためには, 膀機能障害の評価に用いられるトロント式機能障害性排尿症状スコア (dysfunctional voiding symptom score: DVSS) を使用してもよいでしょう. もともとはトロント小児病院で開発されたスコアリング法ですが, 日本語版が公開されています [2] (表 1-8).

　DVSS は小児の LUTS を客観的に捉える質問票として患者さん本人とその保護者に行う質問票です. 特に LUTS の 7 つの症状 (①昼間尿失禁の回数, ②昼間尿失禁の尿量, ③排尿回数の少なさ, ④尿失禁抑制行動, ⑤切迫感, ⑥排尿困難, ⑦排尿時痛) および 2 つの排便症状 (排便回数の少なさ, 排便困難) の質問項目からなり, それぞれ 0～3 点のスコアをつけて最大 30 点となるように作成されています.

B. DVSS 日本語改訂版 (保護者用)

お子様の排尿, 排便の状況についての質問です. 当てはまるところに○をつけてください.

	ほとんど ない	半分より 少ない	ほぼ半分	ほとんど 常に	わから ない
1　日中に服や下着がオシッコでぬれている ことがあった.					
2　(日中に) おもらしするときは, 下着が ぐっしょりとなる.					
3　大便が出ない日がある.					
4　気張って, 大便を出す.					
5　1～2 回しかトイレに行かない日があっ た.					
6　足を交差させたり, しゃがんだり, 股間 をおさえたりして, オシッコを我慢する ことがある.					
7　オシッコをしたくなると, もう我慢でき ない					
8　お腹に力を入れないと, オシッコができ ない.					
9　オシッコをするときに痛みを感じる.					

お父様, お母様への質問です.

10　次のようなストレスを受けることが お子様にありましたか？	はい	いいえ
・弟や妹が生まれた.		
・引っ越し		
・転校, 進学など		
・学校での問題		
・虐待 (性的なもの・身体的なもの等)		
・家庭内の問題 (離婚・死別等)		
・特別なイベント (特別な日等) 　(例：宿泊行事)		
・事故や大きなけが, その他		

(今村正明, 他. 日泌会誌. 2014; 105: 112-21 より改変) [2]

　なお, DVSS に絶対的な点数の評価法 (カットオフ値の設定) はありませんが, 治療前後での点数の変化は治療効果の指標となります.

夜尿の頻度はどれくらいか？

夜尿症の定義上は，1週間に4日以上の夜尿を「頻回」，3日以下の夜尿を「非頻回」としていますが，やはり夜尿頻度が高い患者さんや，一晩に複数回の夜尿を認める患者さんでは治療に難渋するケースが多い傾向があります．

また夜尿日数を把握することで重要なことは，治療の選択の際に，頻回の場合は非頻回のものに比べてアラーム療法のよい適応となる点です．これは，アラームの鳴る頻度が毎晩あったほうが，アラーム音を介した蓄尿機構を学習できるチャンスが多くなるためです．逆に，月に数回しかない夜尿日数の軽症患者さんをアラーム療法で治療することは学習効率が悪く，実際に治療効果が出にくいことが報告されています[3]（1-11章「夜尿症に対するアラーム療法のコツ」 ➡ p.58）．

夜尿症の家族歴はあるか？

夜尿症は家族集積性が強く，両親のいずれかに夜尿症既往があった場合に子どもが夜尿症になる確率は5〜7倍，両親共に夜尿症既往があった場合はその確率は約11倍となります．これまでに夜尿症関連遺伝子（*ENUR1, ENUR2, ENUR3*）が報告されていますが，単一の原因遺伝子は特定されていません[1]．

過去の夜尿症の治療歴はあるか？ ある場合にはどのような内容だったか？

紹介患者さんなどで過去にすでに薬物療法（特にデスモプレシンや抗コリン薬）やアラーム療法が行われてきたにもかかわらず，それらが無効であった経過の場合には，「適切な治療がなされていたのか？」を確認します．

過去にデスモプレシンを使用していた場合には，剤形が点鼻式スプレー製剤か口腔内崩壊錠（OD錠）であったかを確認します．点鼻式スプレー製剤で奏効していなかった場合には鼻炎などで薬効が十分に得られていなかった可能性を考慮します．なお，現行の日本のガイドライン[1]では，安全性や簡便性を鑑みてデスモプレシン製剤は点鼻ではなく，経口薬（日本ではOD錠のみ処方可能）を用いることが勧められています．筆者は，点鼻式スプレー製剤を用いている患者さんが紹介されてきたケースではOD錠に変更しています．

JCOPY 498-14572

過去に抗コリン薬を使用していた場合には，口渇・口内乾燥，羞明，便秘といった副作用があったかどうかを確認します．特に抗コリン薬の副作用の一つである便秘の悪化は，夜尿症治療に影響する可能性があるため注意します．抗コリン薬の経口薬は初回肝通過効果の代謝の影響を受けるために，その副産物であるN-デスエチルオキシブチニンの作用で副作用を発現することが知られています[4]．

過去にアラーム療法をしていた患者さんでは，アラームが続けられない「脱落（ドロップアウト）」した経緯があれば，その理由を確認しておきます．アラーム機器の故障のほか，音で同居者やペットが起きてしまうために続けられないといった居住環境の要因もあるため確認します．

治療に対するモチベーションの確認

夜尿症は決して命に危険の及ぶ疾患ではないために，本人の「治療に対して取り組むモチベーション」が治療効果を左右します．あまり困っていない患者さんでは，寝る前の水分制限などの生活指導の順守が難しくなり，治療コンプライアンスが低下します．また「治療をやらされている感」がある場合には，保護者と本人との考え方の温度差を確認し，患者さんと保護者が協働して治療に取り組めるようになるまでは，積極的な治療介入を延期することも提案します．

修学旅行やキャンプといった宿泊行事を直近に控え，極めて困っている患者さんでは，治療初期からデスモプレシンとアラーム療法の併用療法を検討し，一刻も早い治療効果を期待してもよいでしょう．筆者は「治療開始後，すぐに治したい！」と訴える患者さんとその保護者には，初回の治療からデスモプレシンとアラーム療法と抗コリン薬をまとめて開始する「3者併用療法」を導入しています[5]．

生活リズムはどんな感じか？（習い事を含む）

夜尿症治療の基本は，規則正しい生活リズムの継続です．そこで必ず，起床時間，夕食時間，入浴時間，就寝時間，寝る前の歯磨きのタイミング，の確認を行います．夕食時間と就寝時間の間隔が短い場合には食事から吸収された水分を排

尿しないまま，就寝している可能性があります．寝る前に水分を尿として排泄させたいため，できるだけ夕食終了から就寝時間まで 2 時間空けられるようなスケジュールにしてもらいます．入浴後に口渇を訴える患者さんでは，夕食時間前に入浴を終わらせることも提案します．

　また，最近の子ども達は大変に忙しい日々を送っています．近年，5 歳頃から音楽やスポーツなどの習い事を行っている子ども達が増加しています[6]．このような習い事をしている児が夜尿症の治療中である場合，習い事からの帰宅時間が遅いことで夕食時間が遅れ，結果的に水分過多になることが想定されます．またスポーツ系の習い事では発汗に対する水分補充がなされるため，夜遅くまで運動をしている患者さんでは夜間多尿に陥りやすいと考えられます．スポーツ系以外の習い事であっても，学習塾に飲み物（水筒）を持参している場合もカウントする必要があります．小学校高学年になるにつれ，習い事の数も増えることが予想されますので，このような患者さんの治療第一選択肢としては，水分摂取過多によって副作用出現の懸念のあるデスモプレシンではなく，初めからアラーム療法を提案します．

夜尿症治療薬以外の服用はあるか？

　夜尿症以外の疾患の治療のために内服薬を常用しているかどうかを確認します．抗てんかん薬や抗アレルギー薬のように夕食後に常用する必要がある薬剤については，可能であればそれらを口腔内崩壊錠の剤形に変更してもらうか，もしくはできるだけ少ない量の水で服用してもらいます．

トイレに対する恐怖を感じるか？

　この問診は忘れがちですが，必ず確認します．特に小学校低学年である場合，夜間に尿意があって覚醒しているにもかかわらず，トイレへ続く廊下が暗かったり，トイレ自体に嫌悪感があったりする児の場合には，トイレで排尿できずにそのまま夜尿として捉えられてしまっていることがあります．「夜間に一人でトイレへ行くのが怖い」，「トイレに向かうまでの廊下が暗いので怖い」といった要因がある場合，トイレへ行きやすくするための環境改善に努めることだけで軽快す

るケースもあります．具体的には，夜間に尿意覚醒があった場合には保護者を起こして一緒にトイレへ行ってもらう，夜間はトイレへ向かう廊下の電気をあらかじめつけっぱなしにしておくなどの工夫が有効です．

　トイレ拒絶症（toilet refusal），トイレ恐怖症（toilet phobia）といった精神疾患が疑われる場合には，夜尿のみならず，重度の便秘症を伴う場合もあります．これらに対しては小児精神科医や心理士などによる専門的介入を考慮します[7]．

排便状態の確認

　「排便の様子，便秘の有無」は初期診療の段階で必ず確認します．ただし，患者さん本人が排便の様子を保護者に伝えていない場合や，自宅以外で排便をしている場合などもあり，保護者が必ずしも正確に便回数や便性を把握していないケースも見受けられます．排便状態の確認に関する詳細は，1-16 章「排便状態の確認と便秘への対応」▶p.89 を参照下さい．

【文献】　1. 日本夜尿症学会, 編. 夜尿症診療ガイドライン 2021. 東京: 診断と治療社; 2021.
　　　　2. 今村正明, 碓井智子, 上仁数義, 他: 日本語版 DVSS（Dysfunctional Voiding Symptom Score）の公式認証 小児質問票における言語学的問題を中心に. 日泌会誌. 2014; 105: 112-21.
　　　　3. National Institute for Health and Care Excellence（NICE）. Nocturnal enuresis: The management of bedwetting in children and young people. National Clinical Guideline Centre. 2010. http://www.nice.org.uk/guidance/cg111/evidence/full-guideline-136241965（2022 年 3 月 22 日アクセス）
　　　　4. Appell RA, Chancellor MB, Zobrist RH et al. Pharmacokinetics, metabolism, and saliva output during transdermal and extended-release oral oxybutynin administration in healthy subjects. Mayo Clin Proc. 2003; 78: 696-702.
　　　　5. Fujinaga S, Nishizaki N, Ohtomo Y. Initial combination therapy with desmopressin, solifenacin, and alarm for monosymptomatic nocturnal enuresis. Pediatr Int. 2017; 59: 383-4.
　　　　6. 泉 秀生, 前橋 明. 幼稚園 5・6 歳児の習い事と生活時間とのかかわり. 保育と保健. 2017; 23: 57-61.
　　　　7. Wagner C, Niemczyk J, von Gontard A. Toilet phobia and toilet refusal in children. Klin Padiatr. 2017; 229: 27-31.

1-6 | 夜尿症の初期診療における 検査のポイント

　夜尿症患者さんに対して行う検査は，非侵襲的なものから計画し，下部尿路症状（lower urinary tract symptoms: LUTS）を伴う重症例や，治療抵抗性の場合には，徐々に検査の幅を広げていくのが一般的です．なお，初期診療における尿検査はすべての夜尿症患者さんに必須となります．

尿検査

　夜尿症の初期診療では，全例で尿検査を行います[1]．一般的に尿定性・尿沈渣が用いられますが，欧米では試験紙法（定性法）が頻用されています．日本では，保険診療のルール上，地域によっては夜尿症の病名のみでは，尿沈渣の保険点数が認められないケースもあります．しかし，血尿や蛋白尿の有無をスクリーニングし，糸球体疾患の存在を除外することはもちろんのこと，白血球尿や細菌尿の存在は膀胱炎をはじめとする尿路感染症を発見する契機となりますので重要です．またまれではありますが，尿糖を認めた場合には糖尿病による多飲多尿の結果生じている，二次性夜尿症の発見契機にもなります．なお，尿培養は必須ではありません．しかし，白血球が多数認められたり，亜硝酸塩尿を認めたりする場合には検討します．

　日本では夜尿症の第一選択薬であるデスモプレシンの保険診療上の条件に「本剤使用前に観察期を設け，起床時尿を採取し，夜尿翌朝尿浸透圧の平均値が800mOsm/L以下あるいは尿比重の平均値が1.022以下を目安とし，尿浸透圧あるいは尿比重が低下していることを確認すること」とあります．つまり，厳密には「夜尿症＝第一選択薬としてデスモプレシンを処方」というわけにはいきません．そのため保険診療内でデスモプレシンを処方する場合は，あらかじめ尿浸透圧または尿比重の測定を行い，これらが低下していることを確認する必要があります（1-9章「夜尿症に対するデスモプレシンの使い方とコツ」 ▶▶p.42）．

　筆者は，1回の検査のみでは本当は薄い尿の児であっても，デスモプレシンの

処方条件よりも濃い尿検査の結果が得られてしまうことを懸念して，少なくとも3日間の尿を検査しています．これら3日間の尿検体に1回でも薄い尿（尿浸透圧の平均値が800mOsm/L以下あるいは尿比重の平均値が1.022以下）があったか，または3日間の平均値を計算して薄い尿と判断できるか，を把握しデスモプレシンの適応を決めています．

夜尿があった翌朝の起床時尿では尿浸透圧や尿比重が正確ではない可能性があります．できるだけ夜尿がなかった翌朝の起床時尿で確認するようにしていますが，毎晩夜尿のある児の場合には，しかたがないので起床後第二尿で調べています．

なお，欧米においてデスモプレシンの処方に際しては，尿の濃さや薄さの評価はされていません（2-4章「尿の濃度によってデスモプレシンの効果を予測できるのか？」 ▶▶p.117）．

血液検査

夜尿症の初期診療でルーチンの血液検査は不要です．治療開始後にデスモプレシン服用中の患者さんに対して，副作用である水中毒（低ナトリウム血症）のチェックのために，外来の時間帯に血清電解質（ナトリウム）を調べることもあまり意味がありません．デスモプレシン口腔内崩壊錠（ミニリンメルト®OD錠120μgまたは240μg）を内服した後の薬効の半減期は約数時間と考えられており，就寝前に服用していても，日中の外来受診のタイミングには，すでに血中から消失し，抗利尿作用はないと考えられます（1-10章「デスモプレシンの増量によって生じる効果・副作用」 ▶▶p.56）

ただし，デスモプレシン使用後の過度な飲水の後に，頭痛やけいれんといった症状を認めた場合は，その場で血清ナトリウム値と血清浸透圧を測定し，適切な治療を行う必要があります．

画像検査

夜尿症の初期診療でルーチンの画像検査は不要です．ただし，重症な便秘が疑われる患者，LUTSが顕著である患者，尿路感染症の既往があるにもかかわらず

これまでに画像検査が行われていない患者，および腰仙部の異常所見や会陰部や下肢に神経学的異常を伴う患者には，以下に挙げる各種画像検査を検討します．

腹部単純 X 線検査

　夜尿のみを主訴に受診した患者であっても，問診によって便秘が疑わしい場合には撮像を検討します．しかし，腹部単純 X 線検査は被曝の問題があることや，あくまでもその日の直腸をはじめとする便の状態を知ることに限定されます．また潜在性神経管閉鎖障害（二分脊椎など）の鑑別目的で腹部単純 X 線を撮像することは勧められていません[1]．特に夜尿症の大部分を占める単一症候性夜尿症であれば，腹部単純 X 線検査は必須ではありません．

腹部超音波検査

　夜尿症の初期診療として，器質的な腎尿路異常をスクリーニングする目的で超音波検査を行うことの有用性は限定的です．

　治療抵抗性の夜尿症や，既往歴に繰り返す尿路感染症などがある患者さんに対

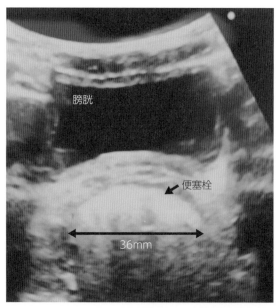

膀胱

便塞栓

36mm

図 1-6 ● 夜尿症患者に認めた便塞栓の腹部超音波画像

JCOPY 498-14572

しては，水腎症や尿管拡張などの先天性腎尿路異常（congenital anomalies of the kidney and urinary tract: CAKUT）の発見契機となる可能性はありますが，夜尿症の大部分を占める単一症候性夜尿症でのこれらの異常を有する頻度は非常に低いとされています[1]．

一方，便秘を併存する夜尿症の患者さんでは，直腸に貯留する便塞栓（fecal impaction）を超音波検査で確認できることがあります（図 1-6）．図のように，膀胱後壁に接している 30mm 以上の直腸径の膨大がある場合には，普段からの慢性機能性便秘の存在を想定します（1-16 章「排便状態の確認と便秘への対応」▸▸ p.89）．

排尿時膀胱尿道造影検査

夜尿症の初期診療でルーチンに行うことありません[1]．通常，排尿時膀胱尿道造影検査は通常，繰り返す上部尿路感染症の既往のある乳幼児に対し，膀胱尿管逆流や男児の後部尿道弁などを検索するために行われる侵襲的な検査です．単一症候性夜尿症の患者さんに適応となることはほとんどありませんが，非単一症候性夜尿症の患者さんで重症の LUTS を認める場合には，施行を検討します．

脊髄 MRI 検査

治療抵抗性の夜尿症や，下肢の神経学的異常を認める場合に潜在性神経管閉鎖障害（二分脊椎など）や骨盤内の病変を検索するために施行することがあります．ただし夜尿症の初期診療でルーチンに行うことはありません（2-13 章「脊髄疾患と夜尿症の関連」▸▸ p.141）．

尿流測定（ウロフロメトリー）

尿流測定は非侵襲的尿流動態検査の一つに分類されており，主に泌尿器科医が外来診療で行う検査法です．実施にあたっては，受尿器と解析装置からなる専用機器が必要であり，プライマリケアを担う小児科医が夜尿症の初期診療で行うことはほとんどありません[1]．

表 1-9 ● warning signs と認めた場合の検査・対応

warning signs	検査・対応	想定すべき病態
体重減少，成長障害，悪心	血清クレアチニン 尿糖 身体診察	糖尿病，慢性腎不全
異常な口渇，夜間多飲	血清クレアチニン 尿糖 早朝尿浸透圧 飲水記録のチェック 体重変化の確認	糖尿病，尿崩症
急にはじまった二次性夜尿症	尿糖 神経学的所見の有無 体重変化の確認 心的ストレスの有無	糖尿病 頭蓋内病変 精神的なトラウマ反応
ひどいいびき，睡眠時無呼吸	耳鼻咽喉科への紹介	気道閉塞をきたす疾患群
排尿困難 （弱い尿線，排尿開始困難）	尿流測定 超音波（残尿のチェック）	腎尿路異常，神経筋疾患

(Nevéus T, et al. J Pediatr Urol. 2020; 16: 10-9 より改変)[2]

気をつけるべき warning signs

　国際小児禁制学会（International Children's Continence Society: ICCS）では，夜尿症の患者さんを診た際に気をつけるべき症候を「warning signs」として提示しています[2]（表 1-9）．これらの症状や徴候を認めた場合には，初期診療の段階であっても併存症や全く別の疾患の悪化などを鑑別するために検査を行います．

【文献】　1. 日本夜尿症学会, 編. 夜尿症診療ガイドライン 2021. 東京: 診断と治療社; 2021.
　　　　2. Nevéus T, Fonseca E, Franco I, et al. Management and treatment of nocturnal en-uresis: an updated standardization document from the International Children's Continence Society. J Pediatr Urol. 2020; 16: 10-9.

1-7 夜尿症に対するウロセラピー（生活指導・行動療法）

ウロセラピー（urotherapy）を難しく考える必要は全くありません．すでにプライマリケアの先生方が実践している大部分の「生活指導・行動療法」を指します．夜尿は寝ている間に本人の意識とは無関係に起こる尿失禁です．しかし，夜尿症の患者さんであっても，日中に起きている間は自らウロセラピーに取り組むことは可能です．

ウロセラピーとは？

ウロセラピー（生活指導・行動療法）は，夜尿症の治療を行う上で最も重要かつ，治療期間を通じて励行されるべき指導内容です．現行のガイドラインでも「すべての患者・家族に対して，生活指導を行うことを推奨する（推奨グレード1C）」とされています[1]．日本で一般的に用いる「生活指導」という用語は，2020年の国際小児禁制学会（International Children's Continence Society:

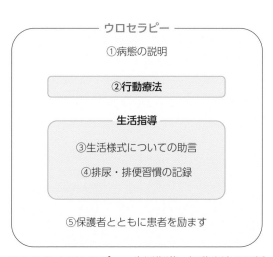

図 1-7 ● ウロセラピー・生活指導・行動療法の関係

ICCS) の診療指針の中における "general advice" に該当すると考えられます.

　ウロセラピーとは, 蓄尿・排尿機能, 排便の状態を正常に近づけるための生活指導や行動療法を含む総称であり, 生活指導と行動療法を含むやや広い概念です (図 1-7). ウロセラピーの適応は, 夜尿症のほか, 昼間尿失禁をはじめとする下部尿路症状 (lower urinary tract symptoms: LUTS) のある場合, 機能障害性排尿 (dysfunctional voiding: DV), 便秘をはじめとした便通異常にも適応があります.

　行動療法は, 本来は日常生活の中にはないものの, ルールを定めて意図的に取り組むトレーニングです. 生活の中で日々, 取り組む課題を提示し, 実践してもらいます.

　ウロセラピーと生活指導・行動療法は, それぞれ定義や意味合いが若干異なりますが, 本章ではどれも夜尿症の初期診療で必ず行う重要事項と捉え, 生活指導と行動療法を含む (広義の) ウロセラピーを解説します.

ウロセラピーの種類と分類

　ウロセラピーは, 「標準的ウロセラピー」と「特定の介入を行うウロセラピー」に分けられます (図 1-8).

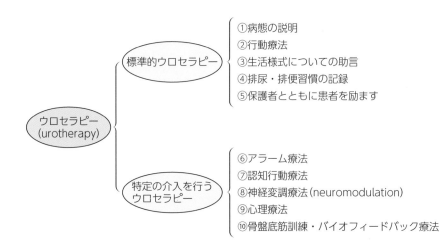

標準的ウロセラピー
①病態の説明
②行動療法
③生活様式についての助言
④排尿・排便習慣の記録
⑤保護者とともに患者を励ます

ウロセラピー
(urotherapy)

特定の介入を行うウロセラピー
⑥アラーム療法
⑦認知行動療法
⑧神経変調療法 (neuromodulation)
⑨心理療法
⑩骨盤底筋訓練・バイオフィードバック療法

図 1-8 ● ウロセラピーの種類と分類

JCOPY 498-14572

日常的に生活の中で患者さんや保護者が取り組めるものは標準的ウロセラピー
に含まれます．なお，夜尿症の第一選択の治療法であるアラーム療法は機器を用
いた介入治療に該当しますので，後者の「特定の介入を行うウロセラピー」に分
類されます．

標準的ウロセラピー

　夜尿症の患者さんに対する一般的な生活指導および行動療法の多くが含まれま
す（図1-8）．標準的ウロセラピーは，必ず夜尿症診療の初期診療で，すべての
患者さんに行います．開始後は早い段階で標準的ウロセラピーの効果を確認しま
す．

　標準的ウロセラピーだけで夜尿日数が十分に減らない場合には，積極的治療
（デスモプレシンやアラーム療法）を開始しますが，これらの治療を開始した後
も夜尿症が軽快し，治療を終えるまで標準的ウロセラピーを継続する必要があり
ます．

標準的ウロセラピーの指導方法

　標準的ウロセラピー（図1-8）のうち，排尿方法に関することが主の「②行動
療法」については，本書の 1-15章「昼間尿失禁への対応」 ▶▶p.81 に詳しく解説
していますのでご参照下さい．ここでは標準的ウロセラピーに含まれる以下の4
点（①病態の説明，③生活様式についての助言，④排尿・排便習慣の記録，⑤保
護者とともに患者さんを励ます）について解説します．

①病態の説明

　初診時に夜尿症の原因，病態，主な治療法などを説明し，夜尿症の疾患概念を
理解してもらいます．医学的な情報として，正常な下部尿路の構造と機能を説明
した後，夜尿症患者さんが個々に抱える病態，そしてそれを改善するための方法
と治療の流れを説明します．加えて，あらかじめ夜尿症にも治療抵抗例（難治例）
があり得ることを話し，必要と判断したときは，専門的な検査を立案したり，他
の専門医療機関などに紹介したりする場合もある旨を患者さんと保護者に伝えて

おきます.

　病態の説明の次に,「夜尿があることは患者さん本人や保護者のせいではない」ことを強調します. 保護者の中には,「幼児期のトイレットトレーニングが不適切であったのではないか？」,「排泄に関するしつけが間違っていたのではないか？」,「両親の悪い体質が子どもに継承されてしまったのではないか？」とご自身を責めている方も少なくありません. このような誤解を解くことがねらいです.

　難しい医学用語や説明が理解しにくい小学生低学年の患者さんなどに対しては,平易な言葉を用い, 図を描きながらの説明や, 小冊子, スライドを用いた説明などが効果的です.

②行動療法

　本書の 1-15 章「昼間尿失禁への対応」➡ p.81 を参照ください.

③生活様式についての助言

　治療期間中は, バランスのとれた水分および栄養の摂取を心がけることに加えて, 利尿作用のあるカフェインの摂取を避けるように指導します. カフェインはコーヒー, 紅茶, 緑茶のほかに, ソフトドリンクにもしばしば含有されている場合があります. もしカフェイン含有の飲料を飲むのであれば, 夕飯前までに済ませてもらい, 就寝 2～3 時間前にはカフェインを含有する飲み物の摂取を控えてもらうようにします. そのほか, 牛乳・乳製品, 塩分, たんぱく質を多く含む食品も利尿に関与するため, 夕方以降に大量摂取することは避けてもらいます. フルーツにも水分やカリウムなど利尿効果の高い成分が含まれていますので, 夕食後のデザートとしては控えてもらい, 朝食や午後のおやつの時間に食べるようにしてもらいます.

　就寝時間, 起床時間を一定にしてリズムのよい生活を送ってもらいます. 特に入眠を妨げる可能性があるため, 寝る前のスマートフォンやタブレット機器などの使用は控えるようにします. なかなか寝つけない場合には, 眠りにつく直前に再度トイレへ行き, 完全排尿を徹底します. 冬季は冷えで利尿を促すことを防ぐために, 身体を温めて就寝させます.

④排尿・排便習慣の記録

　排尿日誌と排便日誌は，患者さん本人と保護者に協働して記録してもらいます．この作業は排泄の様子に対する「気づき」を生み出す機会となり，この後に続く治療アドヒアランスを予測することができます．また，排尿記録とともに排便記録もつけるように指導します．便秘の存在は，昼間尿失禁および夜尿症の病態と関連することを説明します（1-16 章「排便状態の確認と便秘への対応」 ➡ p.89）．記録用紙は，各施設で使い慣れたものでよいでしょう（1-8 章「排尿・排便日誌と夜尿の記録表」 ➡ p.39）．日本夜尿症学会刊行の夜尿症診療ガイドライン 2021 にも記録用紙の例が掲載されていますので参照してみてください[1]．

⑤保護者とともに患者さんを励ます

　夜尿症に悩む患者さんは，受診時に診察室では明るく振舞っていても，自宅で朝起きたときに夜尿があると気持ちが落ち込むことは，容易に想像できます（2-2 章「夜尿症で低下する子ども達の「自尊心」とは？」 ➡ p.111）．共感する態度で，保護者とともに励ますことが重要です．また治療を頑張っている間は，評価とフィードバックをします．患者さん本人が治療に飽きたり，治療モチベーションの維持が困難であったりするケースでは，取り決めに従って「ご褒美」を与えることは許容されます[1]．

　夜尿がなかった日に排尿日誌にシール（ステッカー）を貼るというご褒美を設定し，患者さんの治療モチベーションをアップさせる方法は古くから盛んに行われています[2]．筆者は「寝る前にトイレへ行く約束を忘れずに○日間続けられたら，ママに 100 円均一ショップで好きなものを 1 つ買ってもらっていいよ」や，「寝る直前の水分摂取は○時までに飲むという約束を○日間続けられたら，ママにゲーム時間をいつもより 30 分間延長してもらっていいよ」といった「達成可能な目標」と，保護者にも「提供可能な報償」を設定してもらいます．なお，約束を破ったり，失敗した日のペナルティの設定（濡れた寝具を片付けさせる，洗濯物を洗わせる，おやつを与えない，叱責・体罰，など）には夜尿症改善効果はなく，むしろ治療モチベーションの低下につながる危険性があります[3]．

　一方，ご褒美を設定する際に気をつけるべきは，そもそも患者さん本人は，自分では夜尿をコントロールできないから治療を受けているのであり，自分で制御できないことをご褒美の対象にすると，夜尿が続いた際に患者さん本人が「ご褒

美がもらえない＝夜尿がよくならないのは，自分のせいだ」とネガティブに受け止めてしまう可能性がある点です．そのため，治療中のご褒美は夜尿をしなかった日にあげるのではなく，あらかじめ決めておいた生活や行動のルール（就寝前に忘れずにトイレに行く，定時排尿が順守できた，など）に対して設定したほうがよいでしょう．また以前に達成したご褒美を取り上げるなどのいわゆる「アメとムチ」は逆効果です[4]．

標準的ウロセラピーの評価と積極的治療へのステップアップ

　標準的ウロセラピーを実践しても夜尿日数の減少が認められない場合に，積極的治療（デスモプレシンまたはアラーム療法）へステップアップします．次の治療ステップになっても，夜尿が最終的に改善するまでは標準的ウロセラピーを継続する必要があります．

　標準的ウロセラピーの評価と積極的治療へのステップアップのタイミングですが，ICCS の見解では，4 週間の標準的ウロセラピーで効果がない場合は，内服治療など次のステップに進むことを推奨しています[5]．筆者は夜尿症患者さんの初診後に，標準的ウロセラピーを導入し，約 2 週間後の再診時に夜尿日数が減っていなければ，早期に次の治療ステップに進むようにしています．理由としては，標準的ウロセラピーの効果が乏しい場合に継続させることで，いたずらに時間を費やしてしまうことを避けるためです．効果のない場合に行動療法や生活指導のみを続けると，その後の積極的治療（デスモプレシンやアラーム療法）に対するモチベーションにも悪影響があります．実際，Cederblad らが，ランダム化比較試験によって単一症候性夜尿症に対する basic bladder advice（標準的ウロセラピーに類似した生活指導・行動療法）の効果を検証したところ，1 か月間の basic bladder advice を実践したのちにアラーム療法を開始した 20 名と，basic bladder advice を行わずに最初からアラーム療法を行った 20 名では両群間に basic bladder advice 自体による夜尿改善効果はなく，その後のアラーム療法の効果にも何らよい影響を与えていませんでした[6]．

　夜尿のある日を早く減らしたい一心で取り組んでくれる患者さんやその保護者に対して，漫然とウロセラピーだけを行いつつ "wait & see attitude" をとり続けていてもあまり意味がない，と筆者は考えます．

特定の介入を行うウロセラピー

特定の介入を行うウロセラピーとしては，⑥アラーム療法，⑦認知行動療法，⑧神経変調療法，⑨心理療法，⑩骨盤底筋訓練・バイオフィードバック療法，が挙げられます．なお，⑥アラーム療法については 1-11 章「夜尿症に対するアラーム療法のコツ」 ➡ p.58 に詳細を譲りましたのでご参照ください．

⑦認知行動療法

認知行動療法は，標準的ウロセラピーの項で取り上げた「生活様式についての助言」と類似していますが，日常習慣にない特別なことを教え，実践してもらうのが認知行動療法です．例えば，非単一症候性夜尿症患者さんの昼間の下部尿路症状（尿失禁）に対してしばしば行われる，がまん訓練（できるだけ排尿を我慢し，徐々に排尿までの間隔を延長する）などが典型的です．がまん訓練は本来の尿意に伴う排尿を意図的に止める行動であり，日常習慣ではありえないシチュエーションです．なお，夜尿症に対する「がまん訓練の是非」については，2-10 章「夜尿症に対するがまん訓練は有効か？」 ➡ p.132 をご参照ください．

⑧神経変調療法

神経変調療法（neuromodulation）とは，膀胱・尿道機能を支配する末梢神経を電気や磁気などさまざまな方法で刺激し，神経機能変調を介して膀胱・尿道機能の調整を図る治療法です．特殊な機器を用いることや，専門的な知識・手技が必要なため，小児の排尿障害に対する施行は一般的ではありません．小児の過活動膀胱に対する同治療法の有効性は一部，報告されていますが，夜尿症に対しての有効性は低いとされています[7,8]．

⑨心理療法

下部尿路症状に合併する行動障害および情緒障害に対する治療として主に成人領域で行われています．小児の夜尿症そのものに対して頻繁に行われるものではありません．ただし，二次性夜尿症の原因として，心理的要因が強く関与しているケースでは効果的な場合もあります．

⑩骨盤底筋訓練・バイオフィードバック療法

骨盤底筋訓練およびバイオフィードバック療法は，主として機能障害性排尿（dysfunctional voiding: DV）に対して有効とされています．筋収縮の情報を腟圧，肛門圧，筋電図，超音波による画像などを用い，触覚的・視覚的・聴覚的に患者さんに提示し，異常となっている生理反応を認知させて骨盤底筋の機能を整える訓練を行ってもらう方法です．小児科領域で施行される場面は限定的であり，保険診療外であること，小児泌尿器疾患を専門とする施術者（ウロセラピスト）が少ないことから，一般的には普及していません．

【文献】 1. 日本夜尿症学会, 編. 夜尿症診療ガイドライン 2021. 東京: 診断と治療社; 2021.
2. Stewart MA. Treatment of bedwetting. JAMA. 1975; 232: 281-3.
3. Byrd RS, Weitzman M, Lanphear NE, et al. Bed-wetting in US children: epidemiology and related behavior problems. Pediatrics. 1996; 98: 414.
4. van Londen A, van Londen-Barentsen MW, van Son MJ, et al. Arousal training for children suffering from nocturnal enuresis: a 2-1/2 year follow-up. Behav Res Ther. 1993; 31: 613-5.
5. Nieuwhof-Leppink AJ, Hussong J, Chase J, et al. Definitions, indications and practice of urotherapy in children and adolescents: a standardization document of the International Children's Continence Society (ICCS). J Pediatr Urol. 2021; 17: 172-81.
6. Cederblad M, Sarkadi A, Engvall G, et al. No effect of basic bladder advice in enuresis: A randomized controlled trial. J Pediatr Urol. 2015; 11: 153. e1-5.
7. Trsinar B, Kraij B. Maximal electrical stimulation in children with unstable bladder and nocturnal enuresis and/or daytime incontinence: a controlled study. Neurourol Urodyn. 1996; 15: 133-42.
8. Jørgensen CS, Kamperis K, Borch L, et al. Transcutaneous electrical nerve stimulation in children with monosymptomatic nocturnal enuresis: a randomized, double-blind, placebo controlled study. J Urol. 2017; 198: 687-93.

1-8　排尿・排便日誌と夜尿の記録表

　夜尿症の診療で重要なことは，患者さんの夜尿を含めた排尿・排便の状態を正確に把握することです．そのためには夜尿の頻度（夜尿日数）や，一晩で認める夜尿回数，そして夜間に実際に漏れた尿量（おむつ重量）も治療方針を決める際の一助になります．

日中の排尿（排便）の記録，夜尿の記録

　夜尿症診療ガイドライン 2021[1] の中で，初期診療では「排尿日誌と排便日誌をつけるように指導する」とあります．これは夜尿症患者さん本人とその保護者が，日々の排尿，排便，夜尿の様子を一緒に記録することで，排泄の様子に対する気づきを生み出す大切な機会にもなると記載されています．しかしながら，日中の記録はともかく，夜間の尿漏れの量をおむつの重量を用いてしっかりと記録する作業は，患者さんやその保護者にとってけっこうな負担です．また夜間に複数回の夜尿がある患者さんの場合，おむつから染み出てしまった尿の正確な量を計測することは困難です．そこで，患者さんの負担も考えた上で，どれくらいの期間，どれくらいの精度で夜尿日誌をつけることが最も効率的であるかを検討した報告があります．

デスモプレシンの有効性を予測するために必要な記録日数

　Marzuillo らは，夜間多尿とデスモプレシンの有効性の予測に関して，単一症候性夜尿症 103 例を対象に 3 つの夜間多尿の基準，国際小児禁制学会 (International Children's Continence Society: ICCS) 基準：期待膀胱容量［EBC］の 130% 以上，Kamperis 基準：EBC の 100% 以上，Rittig 基準：［年齢＋9］× 20mL 以上のうち，どの基準が最も夜尿症に対する第一選択薬であるデスモプレシンの有効性を予測し得るかを検討しています[2]．その結果，治療前 5 日間の夜間尿量が，ICCS 基準なら 4 日以上，Rittig 基準なら 5 日すべてにおいて，夜間

多尿の基準を満たした群でデスモプレシンの有効率が有意に高いことがわかりました.

一方，興味深いのは，3つのどの定義を用いた場合であっても，夜間多尿が5日間のうち1〜3日のみでは，デスモプレシンの有効性を予測できなかったことです．以上の結果から，デスモプレシンの効果予測の際には夜間多尿の記録を「少なくとも5日間のうち4〜5日以上の複数日行うことが重要」であると結論づけました.

似たような研究は日本でも報告されています．夜間尿量計測の適正な日数に関して白柳らは，28日連続して夜間尿量を記録した67人の患者で，その平均値±標準偏差に入る割合は，7日間の計測で94％と高率であることを報告しました[3].多少面倒くさかったとしても，やはりMarzuilloらと同じく，夜間多尿の正確な把握には複数日（7日間）の記載が必要であると結論づけています.

具体的な記録表の例

筆者は，あまり記録表自体にはこだわっていません．簡単な方法で，正確な記載をしてもらいたいためにシンプルな内容にしています（表1-10）．また製薬メーカーが作成し，無料配布している小冊子タイプの記録簿も患者さんや保護者に人気があります[4].保護者によっては，スマートフォンのカレンダーアプリに記録していたり，アラーム機器を入手する際に付属する専用記録紙を使用していたりすることも多いです．いずれにせよ，治療期間中は連日記録するものですので，使いやすいものを提供する必要があります.

夜尿症患者さんの初診の段階で，夜尿日誌の重要性と，夜間尿量の計測には最低でも5〜7日間連続して記録する必要があることをあらかじめ話しておくほうがよいでしょう．夜間に濡れたおむつの重量を測るためにキッチンスケールを購入してもらいましょう．起床時尿量を計測するためにキッチン用の計量カップも合わせて購入してもらうと便利です.

表 1-10 ● **筆者の使用している排尿・排便日誌の例**

10月	日付	1	2	3	4	5	6	7	特記事項
	デスモプレシン内服 （ 240 ）μg	○	○	○	○	×	×	○	
	（ ）薬内服								
	昼間尿失禁の有無 （有：×，無：○）	○	○	○	○	○	○	○	10/5-6 風邪
	夜尿の有無 （有：×，無：○）	○	○	○	○	×	×	○	
	排便回数	−	−	−	−	0	−	−	
	日付	8	9	10	11	12	13	14	特記事項
	デスモプレシン内服 （ 240 ）μg	○	○	×					
	（便秘治療）薬内服			○					
	昼間尿失禁の有無 （有：×，無：○）	○	×	○					
	夜尿の有無 （有：×，無：○）	○	×	×					
	排便回数	−	0	0					

8

排尿・排便日誌と夜尿の記録表

【文献】 1. 日本夜尿症学会, 編. 夜尿症診療ガイドライン 2021. 東京: 診断と治療社; 2021.
2. Marzuillo P, Marotta R, Guarino S, et al. 'Frequently recurring' nocturnal polyuria is predictive of response to desmopressin in monosymptomatic nocturnal enuresis in childhood. J Pediatr Urol. 2019; 15: 166.e1-7.
3. 白柳慶之, 金宇鎮, 山崎雄一郎. 夜尿症患児における夜間尿・量計測の適性日数. 夜尿症研究. 2015; 20: 29-32.
4. おねしょスッキリ委員会実行委員監修. スマイルこども日誌. https://find.ferring.co.jp/res/front/material/pdf/enuresis/smile.pdf（2022 年 3 月 22 日アクセス）

夜尿症に対する
デスモプレシンの使い方とコツ

夜尿症の原因の一つに就寝中の抗利尿作用を有するバソプレシンの分泌が不適切であることによる「夜間多尿」が挙げられます．国内外のガイドラインでも，薬剤を用いた夜尿症治療の第一選択はデスモプレシンとされています[1,2]．

℘ractice　筆者の処方例

ミニリンメルト®OD 錠（120μg）1 回 1 錠，就寝 1 時間前～30 分前
　　↓　2 週間後に効果不十分の場合
ミニリンメルト®OD 錠（240μg）1 回 1 錠，就寝 1 時間前～30 分前

夜尿症に対するデスモプレシン治療の変遷と効果

夜尿症の治療に広く用いられているデスモプレシン（デスモプレシン酢酸塩水和物，1-deamino-8-D-arginine vasopressin: DDAVP）は，もともとは中枢性尿崩症に対する抗利尿ホルモン（antidiuretic hormone: ADH）補充療法の治療薬として開発されました．1977 年に Dimson が夜尿症患者に対するデスモプレシンの効果を Lancet 誌に報告して以降，国内外で多くのエビデンスが蓄積されています[3]．夜尿症に対するデスモプレシンの効果については Cochrane のシステマティックレビューの中でランダム化比較試験（randomized controlled trial: RCT）47 編の解析で 3,448 例のうち 2,210 例の夜尿症患者にデスモプレシン（スプレー製剤 20μg）が使用された結果，プラセボ群に比べてデスモプレシン単独使用群では，1 週間あたりの夜尿日数（～1.34 日 / 週）が有意に減少（95% 信頼区間；1.11～1.57）したと報告されています[4]．日本でも 2003 年にデスモプレシン点鼻式スプレー製剤とプラセボを比較した RCT が報告されています．それによればデスモプレシン単独投与群 76 例とプラセボ群 75 例では，夜尿日数はそれぞれの投与前期間と比較してデスモプレシン単独投与群で− 4.3

±4.1 日減少，プラセボ群は−1.7±3.1 日減少しており，デスモプレシン単独投与群で有意に夜尿日数が減少しました（P<0.001）[5].

　剤形の違いによる有効性については海外からスプレー製剤と経口錠剤（注：口腔内崩壊錠［OD 錠］とは異なる．日本では未発売）を比較した RCT が報告されていますが，これによれば夜尿日数の減少効果はスプレー製剤と経口錠剤との間に有意差は認めなかったとされています[6]．スプレー製剤と日本でも処方可能な OD 錠の有効性を比較した報告は少ないですが，スプレー製剤を等量の OD 錠へ切り替えた場合，OD 錠のほうが夜尿日数の減少効果がよい傾向であったとする報告はわずかながら散見されます[7,8].

デスモプレシンの作用機序および特徴

　ヒト生体内の ADH であるバソプレシンは視床下部で合成後，下垂体後葉の神経終末に貯蔵されています．バソプレシン受容体は 7 回膜貫通型受容体（G 蛋白共役受容体）に属し，心筋や血管平滑筋に多く発現する V_{1a}, V_{1b} 受容体と腎集

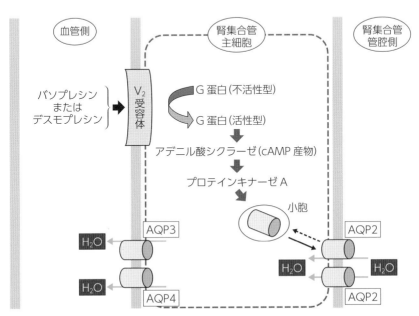

図 1-9 ● 腎集合管におけるバソプレシンの作用機序

合管主細胞に多く発現する V_2 受容体の 2 種類が存在します（図 1-9）．まず血漿浸透圧の上昇が末梢および中枢に存在する浸透圧受容器を刺激すると，圧受容器が血流量減少および血圧低下を感知します．これによりバソプレシンが血流中に分泌され，腎集合管および内皮細胞に分布する V_2 受容体を活性化します．その後，G 蛋白によりアデニル酸シクラーゼが活性化し cAMP の産生を促進し，プロテインキナーゼ A を介して制御膜蛋白をリン酸化します．膜蛋白の一種として含まれるアクアポリン（AQP）は，水チャンネルとして知られ，四量体を形成しており，各単量体は水が通過できる程度の狭い間隙を有することが知られています．AQP2 は集合管の主細胞管腔側膜に局在し，AQP3 および AQP4 は集合管主細胞の基底膜に分布しており，バソプレシンによる水の吸収にとって重要な働きを担っています．バソプレシンが V_2 受容体と結合すると，AQP2 のリン酸化が開始され，AQP2 分子を含む小胞は小胞体中からエキソサイトーシスが誘起されて管腔側膜へ移動します．水は管腔側膜に発現した AQP2 分子の間隙を通過し集合管から細胞内に再吸収された後，AQP3 および AQP4 を通過して細胞内から血管側に移動します．バソプレシンが V_2 受容体から解離すると今度はAQP2 および小胞が細胞内に取り込まれ，浸透圧性の水透過は抑制されます[9]．

　一方，夜尿症患者では，夜間就寝中の ADH の分泌パターンが健常児と異なることが報告されています[10]．つまり，就寝中に多く分泌されるはずの ADH が十分に分泌されないために腎集合管での尿再吸収が妨げられ，結果として夜間多尿になってしまうことが夜尿の一因と考えられます．

デスモプレシンとは？

　デスモプレシンは 1967 年にスウェーデンのフェリング AB 社によって開発されたバソプレシンの誘導体であり，1 位のアミノ酸を脱アミノ化し，8 位の L- アルギニンを D- アルギニンに置換した合成ペプチドです（図 1-10）．これらの化学的修飾を受けた結果，V_1 受容体よりも腎集合管に多く発現する V_2 受容体に対して高い選択性を有しています．そのため心筋，血管平滑筋，大腸平滑筋などに分布している V_{1a} 受容体を介した血圧上昇作用，腸管蠕動運動促進作用はほとんどきたさないことが特徴です．デスモプレシンによる抗利尿作用の機序は前述のバソプレシンの作用機序と同様のメカニズムと考えられています．

バソプレシン

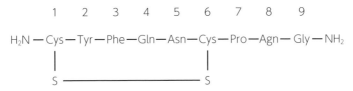

デスモプレシン（DDAVP）

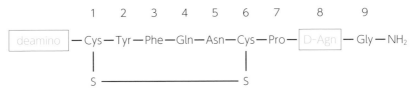

図1-10 ● **バソプレシンとデスモプレシンの構造**

　外因性のデスモプレシンの投与による内因性 ADH に対する内分泌学的干渉作用（ホルモンを介したフィードバック機構）はこれまでに報告されていません．なお，デスモプレシンの経口薬（現在，日本では口腔内崩壊錠［OD 錠］のみ販売）は血液脳関門を通過しませんので中枢神経系への作用はないと考えられています．ただし，興味深いことに，NE に対するデスモプレシンの長期的な内分泌系への影響としてデスモプレシン投与後（平均 305 日），2 年経過した時点（この時点では服用なし）の血中 ADH 濃度が夜尿症の治療前よりも高値であったとする報告があります[11]．つまり，長期間のデスモプレシン服用を経験したことによって，治療終了後の遠隔期における内因性 ADH の基礎分泌量が促進されたというのはとても不思議です．

デスモプレシンの剤形と保険適用

　現在，日本で夜尿症に対して処方可能なデスモプレシンの剤形は点鼻式スプレー製剤と OD 錠があります．日本ではまず 2003 年より点鼻式スプレー製剤が夜尿症に対して保険適用となり，2012 年に OD 錠が保険適用となりました．
　両剤形の使い分けですが，効果に重点を置くよりも，安全性に考慮した選択が望ましいと考えられます．海外からの報告では，点鼻式のスプレー製剤を使用し

表 1-11 ● デスモプレシン (ミニリンメルト® OD 錠) の保険適用の比較

	薬用量	保険適用		
		中枢性尿崩症	夜尿症*	男性における 夜間多尿による 夜間頻尿
ミニリンメルト® OD 錠	25µg	×	×	○
	50µg	×	×	○
	60µg	○	×	×
	120µg	○	○	×
	240µg	○	○	×

＊尿浸透圧あるいは尿比重の低下に伴う夜尿症

た夜尿症症例において水中毒（低ナトリウム血症）による重篤な副作用が相次いでいます[12,13]. さらには, 2019 年に発表された European Society for Paediatric Urology (ESPU) および European Association of Urology (EAU) からの提言の中でもデスモプレシンの項で「A nasal spray is no longer recommended due to the increased risk of overdose.」と記載されました[14]. 筆者の経験では, アレルギー性鼻炎のある夜尿症患者さんでは, 鼻粘膜の肥厚のせいなのか, 点鼻式のスプレー製剤では効果が得られなかった症例を経験しています. また子ども達の中には, スプレー製剤のノズルをうまく押し込めず, 規定量を超える数回以上のプッシュでようやくうまく投与できた児もいました. この場合, 意図せずして過剰投与になる懸念もあるために注意が必要です.

　OD 錠はスプレー製剤と比べて, 服用が簡便, 携行が容易, アレルギー性鼻炎など鼻疾患の影響を受けない, 個数で管理できるために過剰（過少）投与が防げる, といった利点があります. 現在, OD 錠は「ミニリンメルト® OD 錠」（製造販売元：フェリング・ファーマ, 販売元：キッセイ薬品工業）が処方可能です. 薬用量に関しては, 夜尿症に保険適用のあるミニリンメルト® OD 錠は 240µg と 120µg の 2 つの薬用量のみである点に留意して下さい. ほかには 60µg, 50µg, 25µg 製剤も処方できますが, 保険診療上 60µg は「中枢性尿崩症」のみに適用があり, 50µg と 25µg は「男性における夜間多尿による夜間頻尿」にのみ適用となっています (表 1-11).

　夜尿症へのデスモプレシンの適用は 6 歳以上で「尿浸透圧あるいは尿比重が低下している夜尿症」（目安としては, 夜尿翌朝の起床時尿の平均尿浸透圧

800mOsm/L 以下あるいは平均尿比重 1.022 以下）となっています．しかし欧米では尿の濃さによらず処方されています．実際，臨床現場でも尿浸透圧や尿比重の高低にかかわらずデスモプレシンが有効な夜尿症患者さんが存在します[15,16]（2-4 章「尿の濃度によってデスモプレシンの効果を予測できるのか？」➡️ p.117）．

現状では保険診療上の問題はあるものの，日本の現行のガイドライン[1]においても尿比重や尿浸透圧の結果に基づいてデスモプレシンの使用の可否を決定しなければならない，といった記載は見当たりません．

どのようにデスモプレシンを用いるか？〜処方・服用のコツ〜

できるだけ夜間多尿の夜尿症患者さんを選別し，投与する

夜尿症に対するデスモプレシンは「夜間多尿があり，かつ膀胱容量が正常の夜尿症患者さん」に適しているとされています[17]．なお，夜尿症のある患者さんのうち夜間多尿は 2/3 以上に認められますので，受診する夜尿症患者さんのうち，デスモプレシンが第一選択となる割合は高いと考えられます．

正しい内服の方法を習得させる（図 1-11）

現在，主流となっているミニリンメルト® OD 錠の販売前の臨床第Ⅲ相試験では「就寝 1.5 時間前」に舌下投与した際の臨床データが解析された経緯があり

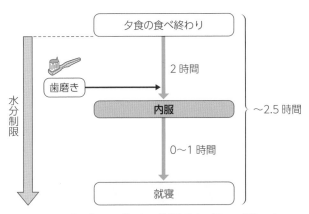

図 1-11 ● デスモプレシン服用のタイミングのコツ

ます[18]．また最近の ICCS の診療指針では「就寝 1 時間前に服薬させる」と明記されています[2]．つまり，いずれにしても OD 錠の場合，吸収から効果発現までのタイムラグを考慮して就寝時間よりも少し前に服薬させる必要があります．

　具体的には，就寝から間もない時間帯に夜尿を認める患者さんでは，デスモプレシン血中濃度の上昇にかかる時間を考慮して，就寝 30 分〜1 時間前までに少し早めに内服するように指導します．一方で，明け方近くに夜尿を認める患者さんでは就寝直前に内服したほうが効果的な場合があります．

服用は唾液がたまりやすい「舌の裏側で溶解」する

　OD 錠を噛んだり，唾液ですぐに胃内へ飲み込んだりしてしまうことは避けます．舌の裏に置き，たまってくる唾液で溶かすように服用させます．このようにすることで，口腔粘膜からの吸収がスムーズとなることを指導します．本剤は無味無臭とされていますが，患者さんによってはまれに「苦み」を訴える場合があります（2-5 章「ミニリンメルト®OD 錠は無味無臭なのか？」 ▶▶p.119）．

夕食後，できるだけ時間を空けてから OD 錠を服用する

　舌下で溶かした OD 錠の成分は，ほとんどが口腔粘膜から吸収されますが，一部はどうしても唾液と共に消化管へ流れ落ちます．そのため夕食直後に胃の内容物が残っている場合には，消化管へ流れ落ちた薬剤の一部が，胃酸によって失活してしまうために十分な薬効が得られない可能性があります．これを避けるために夕食後から「2 時間程度」は服用までに間隔を空けるように指導します．

開封したらすぐに服用する

　OD 錠は薬袋を開封すると大気中の湿気を吸着し，薬効が落ちる可能性があるため服用する直前に開封してもらいます．

副作用を防ぐためのコツ

　デスモプレシンの主要な副作用である水中毒症状（頭痛，嘔気）を避けるため，服薬 1 時間前から 8 時間後までの飲水量を 240mL 以内に，あるいは就寝前 1 時間の飲水量を 200mL 以内に制限することが望ましいとされています[1]．口を

JCOPY 498-14572

ゆすぐ際に，誤って水を飲んでしまう児もいますので，就寝前の歯磨きは内服前に済ませてもらいます．もし，どうしても水分を摂りたくなった場合には，家庭用冷蔵庫の製氷機で作った氷（1個約15mL相当）を数個舐めることを許可する，などで工夫するのもコツです（図1-11）．

日本のミニリンメルト®OD錠（120μg, 240μg）の市販後の使用成績調査では，661症例の解析の結果，非重篤な副作用（膀胱炎，中耳炎，頭痛，眼瞼浮腫，発熱）を0.8%で認めていましたがいずれも治療を要さなかったものであり，水中毒などの重篤な副作用はありませんでした[19]．これらの事実から，患者さんとその保護者の服用方法や副作用のリスクに関しての理解がよく，治療中の厳格な水分摂取制限を順守していることが伺い知れます．

デスモプレシンの増量の方法とコツ

添付文書およびガイドライン[1]に従い，OD錠であれば夜尿症に対する初期投与量は120μgから開始します．効果不十分であれば1〜2週間後に240μgへ増量します．この場合，大切なのは効果が不十分な少ない薬用量のまま，漫然と処方し続けないという観点です．患者さんは「早く夜尿日数を減らしたい」という一心で受診しているわけですから，効果のない少ない薬用量のままに数か月以

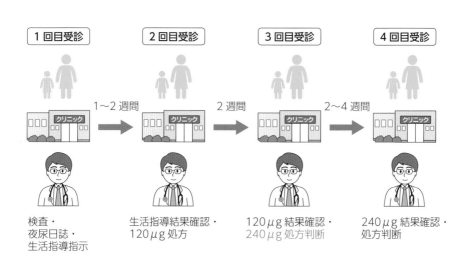

| 1回目受診 | 2回目受診 | 3回目受診 | 4回目受診 |

1〜2週間　2週間　2〜4週間

検査・
夜尿日誌・
生活指導指示

生活指導結果確認・
120μg処方

120μg結果確認・
240μg処方判断

240μg結果確認・
処方判断

図1-12 ● 外来におけるミニリンメルト®OD錠の増量のタイミング

上を経過させないようにすることがコツです．筆者は早ければ，2回目の外来受診でミニリンメルト®OD錠の120μgを処方し，2週間後の3回目の受診の際に効果不十分と判断した場合には，240μgへ増量しています（図1-12）．

なお，デスモプレシン増量に伴う副作用の懸念に関しては 1-10章「デスモプレシンの増量によって生じる効果・作用」 ▶▶p.56 もご参照下さい．

デスモプレシンの効果が不十分なとき，考えるピットフォール

夜間多尿かつ膀胱機能に問題のない夜尿症患者さんにおいてデスモプレシン治療で改善が乏しい場合に考慮すべき背景としては（1）服薬コンプライアンスの低下，（2）塩分摂量の増加（ナトリウム利尿の助長），（3）Bio-availability の低下，などが挙げられます．なかでも薬効が十分に得られない事由として，夜間の飲食量の増加，少なすぎる薬用量，不適切な服用のタイミングなどに代表される「（3）Bio-availability の低下」を生じているケースが少なくありません．

実際に筆者の経験したデスモプレシン無効例では，OD錠を口腔内で溶解せずに他の常用薬（抗アレルギー薬）と一緒に水で飲み込んでいた症例や，内服薬補助用ゼリーに包んで飲み込んでいた症例を経験しました．また保護者が水分制限を厳格にし過ぎたため，患者さんが入浴の際に隠れてシャワーから飲水していた例もありました．

夜尿の改善効果が乏しく，水分摂取制限が守れていないことを疑った場合には，デスモプレシン内服翌日の起床時尿と，あえてデスモプレシンを内服しなかった翌日の起床時尿の両方を持参させ，尿比重に差がついているかどうかを確認することも有効です．前者と後者の尿比重に差がない場合にはデスモプレシン内服前後での飲水など何らかの Bio-availability を低下させる要因の存在が示唆されます．ただし夜尿のあった日となかった日では検査値にばらつきがあるため，同条件で数日間の検尿を行い，尿比重の平均値を評価するほうが正確です．

デスモプレシン治療がうまくいく児の「ライフスタイル」

デスモプレシンによる夜尿症治療の効率を高めるためには，患者さんのライフスタイル（夕飯の時間，就寝時間，起床時間，習い事など）を考慮することも重

要です．筆者らはデスモプレシンによる夜尿症の治療期間中に（水分制限が順守できない日があるなどの理由から）服用を回避せざるを得なかった日数は「習い事ありの児（34/83 例，41%）」のほうが「習い事なしの児（1/13 例，7.7%）」よりも有意に多いことを報告しました[20]．つまり，そもそも夜遅くまで学習塾やスポーツなどの習い事をしている患者さんでは夕飯が遅くなり，飲水制限が困難な場合も少なくありません．そのようなライフスタイルに配慮した場合，デスモプレシンによる治療よりも初めからアラーム療法のほうが適している可能性があります．

なお，小学校高学年になる夜尿症患者さんの場合，キャンプや就学旅行といった宿泊を伴う学校行事の直前になってから突然，「おねしょがあるので，即効性のあるお薬を処方してもらいたい…」といった受診も見受けられます．この場合には，デスモプレシンの作用と副作用を十分に説明した上で，仕方なく処方した経験があります．しかしながら，本来は患者さんが宿泊行事でデスモプレシンの使用を予定している場合は「事前の試用」が必要です．つまり，薬用量の調整と副作用発現がないように水分摂取の仕方を指導するなどが重要であり，できれば宿泊行事の約 1 か月前には試用してみたほうが安全です．

デスモプレシンの減量方法

デスモプレシンの場合，内服を即中止をした場合に再発例が多いというメタアナリシスの結果が報告されています[21]．そのため，ミニリンメルト® OD 錠であれば治療効果を確認しながら段階的に漸減中止するなど工夫が必要となります（例：240 μg/ 日→ 120 μg/ 日→ 120 μg 隔日→ OFF）．漸減に要する期間としては患者さん本人と保護者の不安を解消しながら数か月おきに漸減することを提案したほうがよいでしょう．筆者は漸減の方法として「隔日内服（120 μg を 1日おき）」または「4 投 3 休（月曜日～木曜日は内服し，金曜日～日曜日は休薬日を設ける）」などの方法を提案しています（図 1-13）．

ただし，デスモプレシンを即中止した群と段階的に中止した群の比較で夜尿症の再発率は変わらなかったとする報告もあることから，現段階で中止方法に関しては依然，議論の余地があります[22]．また添付文書上では，このような漸減方法は記載されていないことを申し添えておきます．

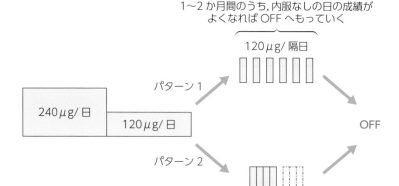

図 1-13 ● デスモプレシンの漸減方法の例

デスモプレシンによる治療の長期予後，再発率

　デスモプレシンの有効性に関する長期評価についてもいくつか報告があります．75 名の単一症候性夜尿症患者を無作為に，デスモプレシン（錠剤）単独治療群，アラーム療法単独治療群，およびデスモプレシンとアラーム療法の併用療法群の3 群に割り付け，治療終了から 12 か月後に治療効果を評価した結果，デスモプレシン単独群の 84.2% が ICCS の治療効果評価の「有効」（治療開始後，夜尿頻度が 50~99% 減少）以上であったとする報告があります [23]．また治療開始後 6 か月時点の治療評価「著効」（治療開始後，夜尿頻度が 100% 減少，または 1 か月で 1 回未満に減少）が 80.0% であったとの報告もあります [24]．

　デスモプレシンを用いる場合は，アラーム療法と比較して，治療期間が長期間になる傾向があります．デスモプレシン治療を開始する段階で患者さんおよび保護者には「おおむね有効（治療開始後，夜尿頻度が 50~99% 減少）となるには 1 年くらいはかかるかもしれません」と目安となる治療期間を提示しておくとよいでしょう．

　一方，再発率に関しては，以前の報告は長期の観察期間でない，あるいはスプ

レー製剤の使用による報告ではデスモプレシン中止後の再発率は65%とアラーム療法よりも高率であることが報告されていました．しかし最近のデスモプレシン錠剤（日本では未発売）を用いた報告では，デスモプレシン中止後の再発率は5.3%とそれほど高率ではないことが示されています[25]．

「ミニリンメルト®OD錠120μg・2錠の分割投与」の試み

デスモプレシン治療抵抗性夜尿症への対策の一つとして「内服方法・タイミングの工夫」をご紹介します．

筆者らはミニリンメルト®OD錠240μg・1錠を就寝前に服用しても治療効果が乏しかった夜尿症患者さんに対して，就寝1時間前と就寝直前にそれぞれ120μg・1錠ずつ（計240μg）2回に分けて服薬させた場合，240μgを1回で服薬した場合よりも4か月間あたりで比較した夜尿日数は統計学的に有意に減少していました[26]．

もちろん，このようなイレギュラーである服用方法は添付文書には記載がありませんが，抗利尿効果をより長引かせるという意図で工夫してみるのもよいのかもしれません（図1-14）．

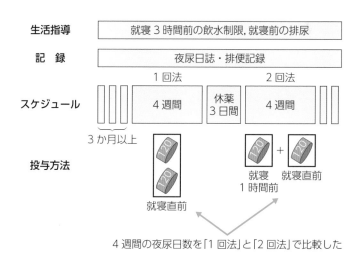

図1-14 ● デスモプレシン120μg・2錠の分割投与プロトコール

【文献】 1. 日本夜尿症学会, 編. 夜尿症診療ガイドライン 2021. 東京: 診断と治療社; 2021.

2. Nevéus T, Fonseca E, Franco I, et al. Management and treatment of nocturnal enuresis: an updated standardization document from the International Children's Continence Society. J Pediatr Urol. 2020; 16: 10-9.

3. Dimson SB. Desmopressin as a treatment for enuresis. Lancet. 1977; 1: 1260.

4. Glazener CM, Evans JH. Desmopressin for nocturnal enuresis in children. Cochrane Database Syst Rev. 2002; (3): CD002112.

5. 帆足英一, 赤司俊二, 相川 務, 他. 酢酸デスモプレシン (KW-8008) の「夜間尿浸透圧低下型」夜尿症に対する臨床評価―プラセボを対照薬とした二重盲検比較試験―. 小児科臨床. 2003; 56: 965-98.

6. Janknegt RA, Zweers HM, Delaere KP, et al. Oral desmopressin as a new treatment modality for primary nocturnal enuresis in adolescents and adults: a double-blind, randomized, multicenter study. Dutch Enuresis Study Group. J Urol. 1997; 157: 513-7.

7. 大友義之, 海野大輔, 高田 大, 他. 経口デスモプレシン製剤 (ミニリンメルト OD 錠) を用いた夜尿症治療の経験. 小児科診療. 2013; 76: 661-6.

8. 池田裕一, 布山正貴, 渡邊常樹, 他. 夜尿症患児におけるデスモプレシン製剤変更 (経鼻製剤から経口剤への切り替え) による治療効果の後方視的検討. 小児科診療. 2014; 77: 431-5.

9. 林 美貴子. 夜尿症用剤デスモプレシン酢酸塩水和物 (ミニリンメルト® OD 錠 120μg, 240μg) の薬理作用および臨床効果. 日薬理誌. 2013; 141: 169-74.

10. Rittig S, Knudsen UB, Nørgaard JP, et al. Abnormal diurnal rhythm of plasma vasopressin and urinary output in patients with enuresis. Am J Physiol. 1989; 256: F664-71.

11. Chiozza M, Plebani M, Scaccianoce C, et al. Evaluation of antidiuretic hormone before and after long-term treatment with desmopressin in a group of enuretic children. Br J Uol. 1998; 81: 53-5.

12. Lucchini B, Simonetti GD, Ceschi A, et al. Severe signs of hyponatremia secondary to desmopressin treatment for enuresis: a systematic review. J Pediatr Urol. 2013; 9: 1049-53.

13. Dehoorne JL, Raes AM, van Laecke E, et al. Desmopressin toxicity due to prolonged half-life in 18 patients with nocturnal enuresis. J Urol. 2006; 176: 754-8.

14. Bogart G, Stein R, Undre S, et al. Practical recommendations of the EAU-ESPU guidelines committee for monosymptomatic enuresis-Bedwetting. Neurourol Urodyn. 2020; 39: 489-97.

15. Akagawa S, Tsuji S, Akagawa Y, et al. Desmopressin response in nocturnal enuresis showing concentrated urine. Pediatr Int. 2020; 62: 701-4.

16. Nishizaki N, Hara T, Obinata K, Shimizu T. Evaluating nocturnal polyuria in Japanese children with nocturnal enuresis. Pediatr Int. 2021; 63: 1339-43.

17. Neveus T, Eggert P, Evans J, et al. Evaluation of and treatment for monosymptomatic enuresis: a standardization document from the International Children's Continence Society. J Urol. 2010; 183: 441-7.

18. 横谷 進, Norgaard JP. 夜間尿浸透圧低下型夜尿症に対するデスモプレシン口腔内崩壊錠の有効性と安全性　臨床第 III 相試験. Progress in Medicine. 2013: 33; 2445-54.

19. フェリング・ファーマ. 適正使用情報「尿浸透圧あるいは尿比重の低下に伴う夜尿症」使用成績調査 最終報告. https://find.ferring.co.jp/res/front/product/minirinmelt/20200821_2_min.pdf（2022 年 3 月 22 日アクセス）

20. 原 太一, 西﨑直人. 夜尿症に対するデスモプレシン治療に患者の習い事が与える影響. 夜尿症研究. 2019; 24: 29-32.

21. Chua ME, Silangcruz JM, Chang SJ, et al. Desmopressin withdrawal strategy for pediatric enuresis: a meta-analysis. Pediatrics. 2016; 138: e20160495.

22. Ferrara P, Romano V, Cortina I, et al. Oral desmopressin lyophilisate（MELT）for monosymptomatic enuresis: structured versus abrupt withdrawal. J Pediatr Urol. 2014; 10: 52-5.

23. Fagundes SN, Lebl AS, Azevedo Soster L, et al. Monosymptomatic nocturnal enuresis in pediatric patients: multidisciplinary assessment and effects of therapeutic intervention. Pediatr Nephrol. 2017; 32: 843-51.

24. Cakiroglu B, Arda E, Tas T, et al. Alarm therapy and desmopressin in the treatment of patients with nocturnal enuresis. Afr J Paediatr Surg. 2018; 15: 131-4.

25. Fagundes SN, Lebl AS, Azevedo Soster L, et al. Monosymptomatic nocturnal enuresis in pediatric patients: multidisciplinary assessment and effects of therapeutic intervention. Pediatr Nephrol. 2017; 32: 843-51.

26. 西﨑直人, 平野大志. 単一症候性夜尿症に対するデスモプレシン時間差投与法の試み. 夜尿症研究. 2017; 22: 11-6.

1-10 | デスモプレシンの増量によって生じる効果・作用

　筆者はこれまで夜尿症に対するデスモプレシンの処方を数多くの夜尿症患者さんに行ってきました．その大部分の症例では，ミニリンメルト®OD錠を120μgから開始し，効果不十分の場合には2週間後までには240μgへ増量しています．

　このような診療経験をプライマリケアの先生方にお伝えすると，多くの先生方から「デスモプレシンの増量によって尿量が減り，水中毒（低ナトリウム血症を伴う中枢神経症状）をはじめとした副作用の懸念が増えるのではないでしょうか？」との質問を受けます．また同様の質問は，治療効果が不十分であるために「デスモプレシンを120μgから240μgへ増量しましょう」と提案をした際に，患者さんや保護者から受けることも少なくありません．

　このような「デスモプレシンの増量によって生じる可能性のある副作用の懸念」に対して筆者の回答は，『増量によって「尿の濃縮力が増大する」というよりは「薬効の持続時間が延長する」ということが主たる作用であり，OD錠であれば120μgと240μgの比較では，後者のほうが高い尿浸透圧（800mOsm/kg以上）を維持する時間が数時間延長する』と説明しています[1]（図 1-15）．

　その理由を裏付ける根拠として，元来，ヒトの生体内では下垂体後葉から分泌される抗利尿ホルモンであるバソプレシンの抗利尿効果は血漿バソプレシン濃度が5pg/mLで最大となり，血漿バソプレシン濃度がさらに上昇しても，さらなる尿の濃縮は生じず，これは服用したデスモプレシンでも同様のメカニズムをとるためだということから説明がつきます[2]．つまり夜尿症のデスモプレシン治療では，「デスモプレシンの増量によって生じている効果は，増量した分，薬効の持続時間が延長して抗利尿効果を発揮するため，明け方目覚めるまで尿量を減らしてくれるために夜尿をしないで済む」という作用がメインであると考えられます．

　さらには，日本のミニリンメルト®OD錠（120μg，240μg）の市販後の使用成績調査[3]では，120μgから増量しなかった430例と，240μgへ増量した

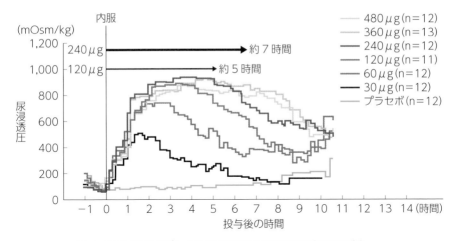

図 1-15 ● **デスモプレシンの薬用量と薬効持続時間の関係**
(Vande Walle JG, et al. BJU Int. 2006; 97: 603-9 より改変・作図)[1]

231 例の副作用発現の割合が調査されました．その結果，増量しなかった症例では副作用を 3/430 例（0.3%）で認め，増量した症例では 2/231 例（0.9%）に認めていましたが，両者の間に統計学的な有意差はなく（Fisher の正確確率検定，p=1.0000），これら認められた副作用もすべて非重篤なもののみでした．

　もちろんですが，就寝前にデスモプレシンの服用をする日は，夕食後から水分摂取をコップ 1 杯程度（200mL）までに抑え，万が一，水分を摂ってしまった日は，あえてデスモプレシンを内服しないように，あらかじめ十分に指導しておくことが肝心です．

【文献】 1. Vande Walle JG, Bogaert GA, Mattsson S, et al; Desmopressin Oral Lyophilisate PD/PK Study Group. A new fast-melting oral formulation of desmopressin: a pharmacodynamic study in children with primary nocturnal enuresis. BJU Int. 2006; 97: 603-9.
2. 有馬 寛.【バゾプレシンと疾患】デスモプレシン口腔内崩壊錠. 医学のあゆみ. 2013; 247: 549-52.
3. フェリング・ファーマ. 適正使用情報「尿浸透圧あるいは尿比重の低下に伴う夜尿症」使用成績調査 最終報告. https://find.ferring.co.jp/res/front/product/minirinmelt/20200821_2_min.pdf（2022 年 3 月 22 日アクセス）

1-11 | 夜尿症に対するアラーム療法のコツ

　夜尿症に対するアラーム療法は，種々の研究結果からエビデンスレベルの高い治療法[1]であり，コツをつかめば，かなり有効な治療法であることは間違いありません．本章では，実際に導入する際のコツとピットフォールを解説します．

𝒫ractice **筆者の導入例**

ピスコール（アワジテック）（図 1-16）
毎晩装着し，初回導入後 1 か月目に効果判定．

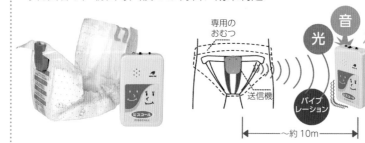

図 1-16 ● **ピスコールの外観と特徴** (写真はアワジテックのご厚意による)

*具体的な用法については，本章内の〈アラーム療法の具体的な手順〉 ➤➤ p.62 を参照．

アラーム療法の歴史

　アラーム療法の歴史は古く，1938 年の報告が最初とされています[2]．当時は寝ている児の身体の下に電極パッドを敷き，夜尿をすると水分を感知したベッドサイドのアラームが鳴るという仕組みであったようです（図 1-17）[3]．その後，センサー部は小型化され，近年はセンサー部分とアラーム部分が別々になった無線式アラーム機器も開発されています（表 1-12）．

　アラーム機器には大きく分けて，シート状のパッドをセンサーに用いた一体型タイプと，センサー（子機）を下着や専用おむつに装着するタイプの 2 種類があ

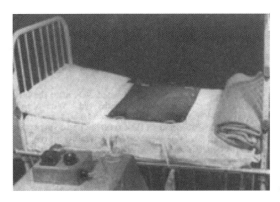

図 1-17 ● **初期のアラーム療法**
(Doroshow DB. Isis. 2010: 101; 312-37 より引用) [3]

表 1-12 ● **代表的なアラーム機器の比較**

製品名	有線式（コードあり）		無線式（コードレス）	
製品名	マーレム	ウェットストップ	ピスコール	ユリン・スコープ
電源	ボタン電池式	ボタン電池式	充電式	ボタン電池式
問い合わせ先	メディカルプロジェクト http://www.medicpro.co.jp/mp-12.html	MDK http://mdkinc.co.jp/WetStop3.html	アワジテック https://pisscall.jp	三和シェリーブ https://www.urinescope.com/product
QRコード				

(2022 年 2 月現在，筆者調べ)

　ります．両者の治療効果には差がないとされています．また，直接子機を装着するタイプには有線式と無線式（コードレス式）の 2 種類がありますが，こちらも両者の間に有効性の差はないとされています [1]．就寝中の寝相が悪い児で寝ている間にコードが外れそうであればコードレス式を選択してもらいます．また 500 円玉程度のごく少量の夜尿を認める児では，感度の高い子機を下着や専用おむつに装着するタイプのほうが適しています．ただし感度がよすぎると，汗をかきやすい児は汗に反応してもアラーム音が鳴ってしまう例もあるようです．

　メーカーによっては，契約している医療機関を経由した申し込みで，月額

2,000円程度でレンタル可能（病院ご紹介者様対象・総合レンタルプラン，など）であり，購入せずに試してみたい患者さんには好評です．

アラーム療法の作用機序

「アラーム療法がなぜ効果を発揮するのか？」という問いに対する明確な答えは今のところありません．夜間の尿産生量の減少，尿道括約筋の反射的収縮による排尿抑制，睡眠中の機能的膀胱容量の増大，夜間尿の濃縮度が高くなり尿量が減る，などを認める結果，夜尿日数が減ることが想定されています[1]．確かに，アラーム療法で治癒した多くの患者において治療前よりも睡眠中の尿保持力が増大し，治療後には起床時第一尿の尿量増加を認める症例をしばしば経験します．その結果，尿意覚醒をせずに朝まで夜尿をしなくなるというのが，有効性につながるというのが現状の理解です．

そのほか，興味深い考察としては，アラーム療法の有効な患者さんはモチベーションの高い児に多いことから「条件づけトレーニングを理解できる心身の成熟度を反映しているのではないか」という考え方があります[4]．またForsytheらはアラーム療法の原理は「膀胱充満感を排尿へのシグナルから覚醒と排尿抑制へのシグナルに変えること」と報告しており，以下の3要素が重要であると述べています[5]．

1) 膀胱充満感とアラーム音が結びつけられることで膀胱括約筋収縮と覚醒の両者が膀胱充満感に対する条件づけ反応として出現する「古典的条件づけトレーニング」
2) アラーム音という嫌悪刺激を膀胱括約筋の収縮と覚醒によって回避する「回避行動学習」
3) 夜尿を治すという目的のもと，成功したときは保護者が褒めるというような「正の強化」を中心に行う「オペラント条件づけトレーニング」

1)〜3) を介して徐々に夜尿日数が減っていくわけですが，アラーム機器を装着し入眠してもアラーム音による覚醒ができなければ最も重要な1) の「古典的条件づけトレーニング（＝尿道括約筋の反射的収縮による排尿抑制）」の効果が十分に発揮されないとされています．

アラーム療法の有効性

　アラーム療法の有効性に関しては，2020年のコクランのシステマティックレビューで5,983名の患者を含む74の臨床研究のメタアナリシスから，アラーム療法は夜尿症に有効であること，デスモプレシンとの有効性の比較では差は明らかではなかったものの副作用に関してはデスモプレシンよりもアラーム療法のほうが少ない点で優っていると結論づけられました[6]。

　アラーム療法単独による有効性では，アラーム療法と未治療の患者を比較検討した4件のランダム化比較試験の解析で，治療介入により平均2.68日／週（95%CI：0.78〜4.59）の夜尿日数の減少が認められ，18件のRCT（827名）の解析では14日間連続で夜尿を消失した割合が，未治療群の13%に対し，アラーム療法治療群で65%であった（RR 7.23, 95%CI：1.40〜37.33）とされています。またアラーム療法に関する有害事象の報告はありませんでした。

　筆者は，単一施設における98例のアラーム療法の後方視的検討（98名［男児67名／女児31名，平均年齢8.7±1.6歳]，効果判定までの期間：3か月）の結果を踏まえて，アラーム療法を始める患者さんたちには，おおよその有効率は50〜70%と説明しています。また，同研究で継続できなかったドロップアウト症例が約30%と高かったことから，短期間で効果を得るためにはモチベーションを維持し，休みなく毎日継続して施行することが重要であると説明しています[7]。

アラーム療法の適応〜どのような患者さん向きか？〜

　アラーム療法は，夜尿をした際にアラーム音で起きる（起こされる）という一連のトレーニングの機会が多ければ多いほど効果を発揮します。つまり，夜尿日数の頻度の多い患者さんに適しています。具体的には週に3回以上夜尿がみられる頻回の夜尿症患者さんで，かつ，保護者や周囲（同居者）の協力が得られる症例に適しています。

　逆に，次に該当するケースの患者さんではアラーム療法の継続が困難な場合が多いことからほかの治療を考慮します[8]。

〈アラーム療法が**不向き**な症例〉

- 夜尿の回数が週に 3 回より少ない場合
- 一晩に複数回の夜尿を認める場合
- 1 回の夜尿量がごくわずかであり，アラーム機器が感知しにくい場合
- 保護者が夜尿症治療の負担に対処することが精神的に困難な場合
- 保護者が患者さん本人に怒りを示したり，消極的であったり，責める場合
- 患者さん本人と保護者のアラーム療法に対するモチベーションが低い場合

なお現在，アラーム療法はわが国では保険診療として認められていません．あらかじめ購入費用やレンタル料金などのランニングコスト（自己負担）も説明しておくべきでしょう．

アラーム療法のコツ

アラーム療法を始めたばかりの時期は，患者さんがアラーム音や付随するバイブレーション刺激でも起きられないことが多いです．そこで周囲の協力者（保護者）は，アラーム音が鳴ったらすぐに患者さんを起こせるように，同室もしくはすぐ隣の部屋などに寝るなど工夫します．その上で，以下の①〜⑤の手順に従ってアラーム療法を継続します．

以下，筆者が頻用している無線式アラーム機器・ピスコール（アワジテック）を想定して解説します．

〈アラーム療法の具体的な手順〉

①就寝前に専用のおむつにセンサーを取り付け，本体の電源を入れて寝床に入る．
②夜尿と同時にアラーム音とバイブレーションが作動し，患者さんが起きる（または自分で起きられないときには保護者が患者さん本人を起こす）．
③可能であれば，残りの尿を我慢させ，そのままトイレに誘導し排尿させる（トイレに行けなければ，おむつに排尿してしまっても許容する）．
④一晩に 1 回のトレーニングを基本とする．一度，アラーム音が鳴ったあ

とはアラーム機器をオフにして朝まで眠る.

⑤アラーム療法開始後は休むことなく連日行う.

⑥アラーム療法開始1〜3週間後に,技術的な問題点(装着の仕方,アラーム音で起きられないときの対応など)を解決したり,励ましたりするために患者さんと保護者に外来受診してもらう(または電話連絡をして不都合が生じていないか確認する).

アラーム音で起きない,起こしても寝ぼけている患者さんへの対応のコツ

保護者から「アラーム音が鳴っても自分では起きないので,私が起こしているが,寝ぼけてしまっていて意識がはっきりしないことがある」と聞くことがあります.この場合,本人が尿失禁の瞬間を認識しているのかわからず,さらにはその場で起こしてトイレへ行って排尿させること自体が至難の業です.そうするとトレーニング効果が減る可能性がありますので,少なくとも保護者が起こしていることが本人の意識にあるのかどうかを知るために「パスワード法」を試みます.

〈筆者の実践している「パスワード法」〉

①就寝前に患者さんと起こす人(保護者)との間で,パスワードを設定します.「その日の夕飯のメインディッシュ」,「明日の学校の時間割」,「家族や本人の誕生日」や,「7+6=」や「13×5=」など患者さんの学年に合わせた計算問題を設定してもよいでしょう.

②アラーム音で起きなかったときや,寝ぼけていて意識がはっきりしない時はあらかじめ設定したパスワードを言わせます.この際,毎日パスワードを変更して,緊張感をもたせることが重要です.

③保護者には,アラーム療法中の夜尿日誌に「アラームが鳴った時間」と一緒に「パスワードを間違えなく言えたかどうか?」を記録してもらいます.

④アラーム音が鳴って,覚醒してトイレへ行けなかったとしても,正しくパスワードが言えた日があれば,患者さん本人を責めずに「アラーム療法のトレーニングとしては十分効果がある」ことを伝えて,治療モチベーションを維持させます.

なお，アラーム療法中には，必ずしも患者さん本人を起こさなくても効果があるとする報告もありますが，筆者は起こしていると，患者さん本人が治療に参画している気持ちになりやすい気がしており，治癒が早い印象をもっています（2-6章「アラーム療法中は音で起きられない児を起こすべきか？　起こさなくてもよいのか？」 ▶p.121）.

アラーム療法の継続期間

アラーム治療の効果を実感するまでに通常 6 週間程度かかり，効果があれば最低 3 か月は続行する必要があることをあらかじめ説明しておきます．その上で，夜尿がなかった日が出てくるなど夜尿改善が認められた場合には，まずは 14 日間連続で夜尿が消失するまでアラーム療法を続けるようにします[9]．しかし，適切な方法で 3 か月間，アラーム療法を継続しても改善の兆しがみられない場合は，いったんアラーム療法を中止して別の治療法を考慮してもよいと思います[8]．また，筆者は過去にアラーム療法を試して改善がなかった患者さんでも，他の治療法（デスモプレシン）で改善がなかった場合は再度トライすることも提案しています.

アラーム療法をやめるときのコツ，患者さんを励ますコツ

アラーム療法はしばしば夜尿日数が減少してきた患者さんの場合に，そのままアラームが鳴らない夜が増えている状況で装着していても，トレーニング効果が得られません．そこで，このような患者さんには少しだけわざとアラームが鳴るように尿量を増やす工夫（負荷をかける）ことを提案します．またアラームが鳴ってしまっても，鳴る時間が明け方に近くなってきた場合は，「治療効果あり」と判断し，あきらめずに継続することが重要です（図 1-18）.

• オーバーラーニング (over learning) による負荷

アラーム療法の効果が認められた場合には，そのまま終了するのではなく，夜間尿量を増やすように負荷をかけさせます.

デスモプレシンを併用している患者さんの場合は，デスモプレシンを休薬する

JCOPY 498-14572

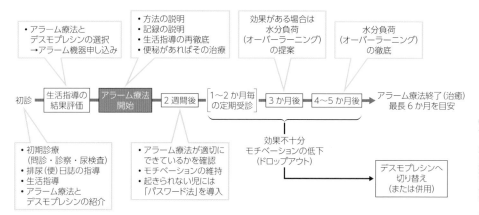

図 1-18 ● 筆者の実践しているアラーム療法の流れ

ことで夜間尿量を増やします．デスモプレシンを併用していないアラーム療法単独で治療中の患者さんであれば，あえて寝る前にコップ一杯の水分を摂取してもらいます．

　上記のような尿産生が増える工夫をすることで，それまでせっかく鳴らなくなっていたアラーム音が夜間尿量増加に伴って再び鳴るようになります．ここでくじけずに，アラーム療法を継続してもらいます．継続によって再度，鳴らなくなった場合（＝夜尿が消失した場合）には，ここで初めてアラーム療法を終了します．

　実際，アラーム療法を中止する前に水分摂取量を増やすオーバーラーニングによりアラーム終了後の再発率を 49% から 25% に減少させたという報告[10] もあるため，試してみる価値は大いにあると思います．なかには，寝る前に水分を飲んだ場合にアラーム音は鳴らず，尿意覚醒できるようになる児もいます．いずれにしても夜尿を認めなくなれば，アラーム療法を本当に終了します．

• アラーム療法の効果が得られにくいときの励まし方

　なかなか夜尿日数が減らない患者さんであっても，アラームのなる時間帯が深夜（0～3 時）から明け方・起床前（4～6 時）ころの遅い時間に「後ろ倒し」になってきた場合には，「膀胱が尿をたくさんためられるようになってきている証拠だから，このまま諦めずに頑張りましょう」と励ますようにしています．実際

にアラーム療法の効果が完全に得られる前には，多くの症例で，アラームの鳴る時間の明け方へのシフトか，膀胱に尿が十分に貯留した時間帯（主に明け方）に尿意で覚醒できることが多くなります．アラーム療法によって膀胱容量が増大していることは，夜尿のなかった朝の起床時第一尿の量を計測することによって実感できます．そのため，患者さんに料理用の計量カップを準備してもらい，アラーム療法施行中に夜尿のなかった日の朝の尿量を記録してもらうと膀胱容量の変化を「見える化」することができ，治療モチベーションのアップにもつながります．

アラーム療法の有害事象

アラーム療法による医学的な有害事象（副作用）はこれまで報告されていません．しかし，アラーム療法中に音が鳴った場合には寝ている児を起こすことになるため，保護者の中には「夜間に起こすことで成長ホルモンの分泌に悪影響が出て，低身長になったりしませんでしょうか？」と聞かれることがしばしばあります．

一般に成長ホルモンの分泌が多いとされる時間帯は就寝開始直後から3時間前後であり，この時間帯にパルス状分泌が起こるとされています（図1-19）[11]．

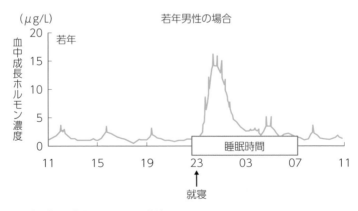

図1-19 ● **睡眠後の成長ホルモンの分泌**
男性では睡眠に関連したGH分泌が顕著にみられる．健常な成人男性では睡眠開始後のGH分泌量は1日のGH分泌量の約60〜70％を占める．特に就寝後3時間までに分泌が多い．
（鈴木圭輔, 他. 日本医事新報. 2014: 4684; 92-3より改変）[11]

通常，アラーム療法中にアラームが鳴る時間は，就寝直後よりも膀胱が尿で充満してくる深夜から明け方（就寝後 3 時間以降）に多い傾向があります．また筆者の場合は，アラーム療法に関しては，有効であっても無効であってもトータルの治療期間は約 4〜6 か月程度の比較的短期間で終了しています．さらには，治療効果が出てくれば徐々にアラーム音が鳴らない夜のほうが割合は多くなります．患者さんによっては，アラームを導入して数日後には鳴らない日を認めるようになり，1 か月後には連続して鳴らなくなります．

　つまりアラーム療法に伴って起こす場面があるとしても長期間に及ぶことは少ないことから，成長障害に繋がるような睡眠障害を生じることはないと説明しています．

〔文献〕　1. 日本夜尿症学会, 編. 夜尿症診療ガイドライン 2021. 東京: 診断と治療社; 2021.
2. Mowrer OH, Mowrer WA. Enuresis: a method for its study and treatment. Am J Orthopsychiatry. 1938; 8: 436–47.
3. Doroshow DB. An alarming solution: Bedwetting, medicine, and behavioral conditioning in mid-twentieth-century America. Isis. 2010; 101: 312-37.
4. 小林潤一郎, 長畑正道. 夜尿症における条件づけ治療の検討. 小児の精神と神経. 1994; 34: 209-19.
5. Forsythe WI, Butler RJ. Fifty years of enuretic alarms. Arch Dis Child. 1989; 64: 879-85.
6. Caldwell PHY, Codarini M, Stewart F, et al. Alarm interventions for nocturnal enuresis in children. Cochrane Database Syst Rev. 2020; 5: CD002911.
7. 西崎直人, 藤永周一郎, 赤司俊二. 当センターにおける夜尿症アラーム療法 98 例の検討. 夜尿症研究. 2010: 15; 63-7.
8. Nevéus T, Fonseca E, Franco I, et al. Management and treatment of nocturnal enuresis-an updated standardization document from the International Children's Continence Society. J Pediatr Urol. 2020; 16: 10-9.
9. National Institute for Health and Care Excellence（NICE）. Nocturnal enuresis:The management of bedwetting in children and young people. National Clinical Guideline Centre. 2010. http://www.nice.org.uk/guidance/cg111/evidence/full-guideline-136241965（2022 年 3 月 22 日アクセス）
10. Robertson B, Yap K, Schuster S. Effectiveness of an alarm intervention with overlearning for primary nocturnal enuresis. J Pediatr Urol. 2014; 10: 241-5.
11. 鈴木圭輔, 平田幸一. 睡眠時間と成長ホルモンの分泌量. 日本医事新報. 2014; 4684: 92-3.

デスモプレシンとアラーム療法の メリット・デメリットの比較

　夜尿症の初期診療で生活指導の実践後，規則正しい生活が順守できていることを前提に，積極的治療の希望がある場合には，デスモプレシンあるいはアラーム療法を試みます（単一症候性の場合）．これら 2 つの積極的治療の選択は，患者背景や治療モチベーションの程度によって決定します．その際にあらかじめ両者のメリット・デメリットを患者さん・保護者に説明し理解してもらう必要があります．

デスモプレシンとアラーム療法の選択の方法

　国際小児禁制学会 (International Children's Continence Society: ICCS) のアルゴリズム [1] では，夜尿に悩む 6 歳以上の患者さんに対して，夜間多尿があり膀胱容量が正常であればデスモプレシン，それ以外にはアラーム療法を提案する（ストラテジー A），両者の利点と欠点を説明して保護者に選択させるか（ストラテジー B）という 2 つの戦略が示されています．この戦略のうち，ストラテジー A の考え方は，夜尿症の病因として夜間尿量と膀胱容量のミスマッチが考えられており，膀胱容量は正常で，抗利尿ホルモン分泌低下による夜間多尿のみが病因と思われる症例ではデスモプレシンの有効性が予測されるためです．なお，アラーム療法はその作用機序がいまだ解明されていませんので有効性の予測に有用な指標はありません．逆にアラーム療法抵抗性の予測因子として，低い治療モチベーションのほかに，一晩に複数回の夜尿がある，膀胱容量低下，冬の季節などが報告されています [2-4]．

　一方，日本の現行のガイドライン [5] では，診療アルゴリズム内にデスモプレシンとアラーム療法の 2 パターンが同列で記載されているものの，推奨度とエビデンスレベルには差はなく（ともに 1A），どちらを先に始めるべきかといった選択基準は明記されていません．

表 1-13 ● デスモプレシン治療とアラーム療法のメリット・デメリットの比較

	メリット	デメリット
デスモプレシン	高いエビデンスレベル 高い有効率 (約 70%) 即効性がある 宿泊行事に携行可能 保険診療内 有効性が高い症例を予測できる (夜間多尿)	即中止後の高い再発率 (約 40 〜 70%) 副作用 (水中毒) の懸念 治療期間が長くなる傾向
アラーム療法	高いエビデンスレベル 高い有効率 (約 70%) 短い治療期間 低い再発率 (約 15%)	保険診療外 (費用負担発生) 即効性はなし 高い脱落率 (約 30%) 夜尿頻度が少ないと効果小

デスモプレシンとアラーム療法のメリット・デメリットの比較

夜尿症の治療がうまくいくかどうかは，患者さん本人と協力者である保護者の治療モチベーションと良好な治療アドヒアランスです．そのため，患者さんのニーズや生活リズムなどに最大限配慮した治療法の選択が重要です．筆者は，デスモプレシンとアラーム療法の良し悪しを理解してもらい，治療選択に役立てています (表 1-13).

【文献】 1. Nevéus T, Fonseca E, Franco I, et al. Management and treatment of nocturnal enuresis:an updated standardization document from the International Children's Continence Society. J Pediatr Urol. 2020; 16: 10-9.
2. Moffatt ME, Cheang M. Predicting treatment outcome with conditioning alarms. Scand J Urol Nephrol Suppl. 1995;173: 119-22.
3. Butler RJ, Robinson JC. Alarm treatment for childhood nocturnal enuresis: an investigation of within-treatment variables. Scand J Urol Nephrol. 2002; 36: 268-72.
4. Shiroyanagi Y, Kim W, Suzuki H, et al. Winter is associated with failure in the alarm treatment of nocturnal enuresis. J Pediatr Urol. 2014; 10: 246-9.
5. 日本夜尿症学会, 編. 夜尿症診療ガイドライン 2021. 東京: 診断と治療社; 2021.

1-13 | 夜尿症に対する抗コリン薬の使い方とコツ

現行の日本のガイドライン[1]にあるように単一症候性夜尿症に対して，抗コリン薬が単独で用いられることは通常ありません．多くの症例では，デスモプレシンまたはアラーム療法では効果が不十分な症例に対してこれらと併用します．一方，下部尿路症状（lower urinary tract symptoms: LUTS）を伴う非単一症候性夜尿症には昼間の症状の改善目的で抗コリン薬の使用を検討します．副作用を含めて，夜尿症に対する抗コリン薬の使い方とコツを解説します．

℗ractice　筆者の処方例

1) ベシケア® OD 錠（2.5mg または 5mg）1 回 1 錠，夕食後
　（注意：夜尿症には保険適用なし，小児の薬用量の設定はなし）
または
2) ネオキシ®テープ（73.5mg）1 回 1 枚，24 時間毎貼付
　（注意：夜尿症には保険適用なし，小児の薬用量の設定はなし）

夜尿症に対する抗コリン薬の位置づけ

かつて抗コリン薬は，初期診療で「帆足・赤司の夜尿症病型分類」を行った場合の「膀胱型」といわれるタイプの患者さんには，第一選択薬として頻用されていました（2-3 章「帆足・赤司の夜尿症病型分類の位置づけ」 ➡p.114）．しかし，実際には単一症候性夜尿症に対する単独使用の有効性は不十分であり，ガイドライン上も推奨されていません[1]．一方，過活動膀胱をはじめとする LUTS を伴う非単一症候性夜尿症の昼間の症状の改善目的の場合は，一定の効果がありそうです．

抗コリン薬の薬理作用機序

膀胱平滑筋はムスカリン性アセチルコリン受容体のサブタイプ（$M_1 \sim M_5$）の一つである M_3 受容体を介してアセチルコリンが結合することで収縮します．つまり，副交感神経優位な状況下では，アセチルコリンを介して排尿を促します．抗コリン薬はこの M_3 受容体を遮断することで，結果的に膀胱収縮を抑制し蓄尿機能を高めます（図 1-20）．

膀胱平滑筋にはムスカリン受容体とは別に，アドレナリン受容体のサブタイプの一つである β_3 受容体も存在しています．こちらは，交感神経優位な状況下でノルアドレナリンを介して蓄尿を促します．最近発売された選択的 β_3 受容体作動薬（ビベグロン［ベオーバ®］）は，成人の過活動膀胱の第一選択薬になりつつあり，小児の夜尿症や過活動膀胱にも効果が期待されています[2]．夜尿症に対する選択的 β_3 受容体作動薬（ビベグロン［ベオーバ®］）の詳細は 2-9 章「夜尿症に対する選択的 β_3 受容体作動薬の位置づけ」 ▶▶p.128 を参照して下さい．

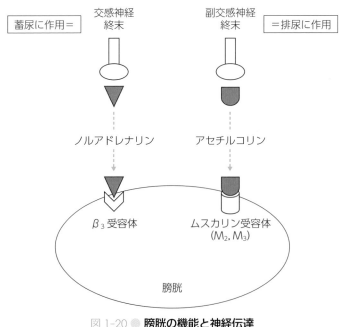

図 1-20 ● **膀胱の機能と神経伝達**

表 1-14 ● 成人の過活動膀胱に対する抗コリン薬 （注：小児に対する薬用量設定はない）

一般名	商品名	用法・用量	最大量
オキシブチニン	ポラキス®	2 ～ 3mg，1 日 3 回	（設定なし）
	ネオキシ®テープ	1 枚（73.5mg），1 日 1 回 下腹部，腰部または大腿部の いずれかに貼付	（設定なし）
プロピベリン	バップフォー®	20mg，1 日 1 回	最大 2 回まで
トルテロジン	デトルシトール®	4mg，1 日 1 回	（設定なし）
ソリフェナシン	ベシケア®	5mg，1 日 1 回	1 日 10mg
フェソテロジン	トビエース®	4mg，1 日 1 回	1 日 8mg
イミダフェナシン	ステーブラ®，ウリトス®	0.1mg，1 日 2 回	1 日 0.4mg

抗コリン薬の種類，選択，使い方

　現在，日本ではオキシブチニンの経口薬（ポラキス®）と経皮吸収型製剤（ネオキシ® テープ），プロピベリン（バップフォー®），トルテロジン（デトルシトール®），フェソテロジン（トビエース®），ソリフェナシン（ベシケア®），イミダフェナシン（ステーブラ®，ウリトス®）の 6 種類（8 剤）が販売されています．日本ではいずれの薬剤も成人の過活動膀胱に対してのみ，保険適用となっています（表 1-14）．

　なお国際小児禁制学会（International Children's Continence Society: ICCS）で夜尿症に対して提案されている抗コリン薬の用法・用量は，①オキシブチニン 2.5mg，②トルテロジン 2mg，③フェソテロジン 4mg，④ソリフェナシン 5mg のいずれかを就寝 1 時間前 1 回投与となっています[3]．これらが無効の場合は 2 倍量に増量可能とされています．

　筆者はおおよそ体重が 40kg 以上の体格が成人に近い小学校高学年以降の患者さんには 2 倍量を処方していますが，以下に述べる副作用の懸念を考慮する必要があります．

抗コリン薬の副作用

　ヒトの体内にあるムスカリン受容体のうち，M_1 はシナプス前膜と中枢神経に発現，M_2 と M_3 は膀胱平滑筋に多く発現しています．M_2 はそのほかに心臓と上

部消化管に，M_3 は下部消化管，虹彩，唾液腺に多く発現しています．このように多くの臓器に受容体が発現しているため，抗コリン薬の副作用は全身に認められやすくなります．

経口投与による全身性の副作用としては，口腔内乾燥，紅潮，頻脈，集中力の低下，便秘，霧視に注意します．筆者は，夜尿症に伴う過活動膀胱に対して抗コリン薬を使用する場合は通常，投与開始後 2 週間の時点で副作用の有無を，4 週間の時点で有効性を確認しています．

2020 年の ICCS の診療指針[3]でも「抗コリン薬の最も問題となる副作用は便秘と残尿の増加である」と記載されています．投与前に定時排尿や排便姿勢などの排尿・排便習慣の指導を行ったあとに抗コリン薬を処方します．もともと便秘のある夜尿症患者さんの場合には，抗コリン薬を始めてからの便通の様子を必ず確認し，残尿によって起こり得る尿路感染症（膀胱炎）の症状出現にも注意します．

また，高齢者への抗コリン薬投与で問題となっている認知障害などの中枢神経系の副作用は，小児ではオキシブチニンの検討で報告されています[4]．筆者は経験がありませんが，便秘のように自覚症状があって周囲にもわかりやすい副作用とは別に，「集中力の低下はありませんか？」なども念のため確認します．オキシブチニンとは異なり，トルテロジン，ソリフェナシン，イミダフェナシンなどの新しい世代の抗コリン薬は，脂溶性が低く血液脳関門を通りにくいとされているため，中枢神経系の副作用の頻度は低いとされています．

オキシブチニン経皮吸収型製剤（ネオキシ®テープ）の有用性

腹部に貼付して使用するオキシブチニン経皮吸収型製剤は，経口薬と異なり肝初回通過効果を受けないため，副作用の原因物質である活性代謝物 N－デスエチルオキシブチニン濃度が上昇しにくいことで，全身性の抗ムスカリン作用が生じにくいと考えられています．筆者も貼付する剤形のオキシブチニンであるネオキシ®テープを非単一症候性夜尿症の患者さんに使用したところ，夜尿日数の改善に加えて昼間の定時排尿がスムーズに行えるようになった症例（10 歳・男児）を経験しました．患者さんの好きなキャラクターシールを貼付薬の上に貼ったところ「そのキャラクターに会いに行く＝トイレに行く」というモチベーションが

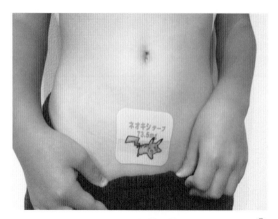

図 1-21 ● キャラクターシールを重ね貼りしたネオキシ®テープ
による過活動膀胱の治療例（10歳・男児）

生まれ，決まった時間にトイレで排尿する「定時排尿」がすぐに日常習慣になったそうです[5]．子ども達にとっては，腹部に貼ってあるテープ薬を見ることで視覚的に「自分はいま，治療をしているんだ！」という確認がしやすくなり，毎回忘れずにトイレに行き，定時排尿を忘れずにできるようになったのではないかと思います（図 1-21）．貼付薬は同じ部位に貼付を続けることで，かぶれや痒みなどの皮膚症状が出ることがあります．そのため，臍部と陰部の間（下腹部），腰部，および大腿部に位置を変えながら使用するとよいでしょう．また剥がすときに痛みを伴う場合には，入浴の際にシャワーで濡らしながら少しずつ剥がすことをお勧めします．

抗コリン薬を夜尿症に対して使用する際の留意点

単一症候性夜尿症への抗コリン薬単独使用は有効性が証明されていないために推奨されません[1]．あくまでも過活動膀胱の症状がある非単一症候性夜尿症の昼間の症状改善を主眼に処方することが望ましいでしょう．

また抗コリン薬自体は，そもそも夜尿症には保険適用がありません．また過活動膀胱に対する保険適用はありますが，小児の薬用量の設定は決まっていません．これらの点を十分に勘案した上で副作用出現に注意しながら使用します．

JCOPY 498-14572

【文献】　1. 日本夜尿症学会, 編. 夜尿症診療ガイドライン 2021. 東京: 診断と治療社; 2021.
2. Fujinaga S, Watanabe Y, Nakagawa M. Efficacy of the novel selective β_3-adrenoreceptor agonist vibegron for treatment-resistant monosymptomatic nocturnal enuresis in children. Int J Urol. 2020; 27: 693-4.
3. Nevéus T, Fonseca E, Franco I, et al. Management and treatment of nocturnal enuresis: an updated standardization document from the International Children's Continence Society. J Pediatr Urol. 2020; 16: 10-9.
4. Gish P, Mosholder AD, Truffa M, et al. Spectrum of central anticholinergic adverse effects associated with oxybutynin: comparison of pediatric and adult cases. J Pediatr. 2009; 155: 432-4.
5. 西﨑直人, 平野大志. 小児の昼間尿失禁に対するオキシブチニン塩酸塩経皮吸収型製剤の有効性の検討. 夜尿症研究. 2016; 21: 23-8.

1-14 | 夜尿症に対する 三環系抗うつ薬の位置づけ

夜尿症に対する三環系抗うつ薬のエビデンスは十分に蓄積され，わが国でも夜尿症・遺尿症といった病名に対して保険収載されています．しかし，現在の欧米の診療アルゴリズムや，日本の現行のガイドライン[1]では第一選択薬とはなっていません．本剤は，デスモプレシンとアラーム療法でも効果不十分な単一症候性夜尿症において，デスモプレシンとアラーム療法の両者併用に加えて使用します．

ⓅⓇⓐⓒⓣⓘⓒⓔ 筆者の処方例

トフラニール®錠（10mg）1回1錠，就寝前

↓　2週間経過しても効果不十分の場合

体重25kg未満であれば同剤を20mgに増量．1回1錠，就寝前

体重25kg以上であれば同剤を25mgまたは30mgに増量．

1回1錠，就寝前

---

*減量方法，drug holiday の設定については本章内の〈筆者の実践している三環系抗うつ薬の使い方〉▶▶p.79 を参照．

三環系抗うつ薬の効果

三環系抗うつ薬は，国内外において1960年代から用いられてきた歴史のある夜尿症治療薬です．三環系抗うつ薬の薬理学的機序は完全には明らかになってはいませんが，抗うつ効果に加え，抗コリン作用，睡眠リズムの調節（レム睡眠の抑制），ノルアドレナリン系の神経伝達物質の取り込み阻害，抗利尿ホルモンの分泌刺激作用，などの複合要因より夜尿症に有効性を示すことが想定されています[1]．日本で現在，夜尿症（または遺尿症）に対して保険承認されている三環系抗うつ薬は，クロミプラミン（アナフラニール®），イミプラミン（トフラニール®，イミドール®），アミトリプチリン（トリプタノール®）であり，この順番に薬理

表 1-15 ● 夜尿症（遺尿症）に保険適用のある三環系抗うつ薬

	夜尿症（遺尿症）に対する添付文書上の用法・用量	
クロミプラミン	アナフラニール® 10mg, 25mg	
	<u>6 歳未満（4 歳以上が望ましい）</u> 10〜25mg/ 日，分 1 または分 2 <u>6 歳以上</u> 20〜50mg/ 日，分 1 または分 2	
イミプラミン	トフラニール® 10mg	トフラニール® 25mg
	<u>学童</u> 30〜50mg/ 日，分 1 または分 2	<u>幼児（4 歳以上が望ましい）</u> 25mg/ 日，分 1 <u>学童</u> 25〜50mg/ 日，分 1 または分 2
	イミドール® 10mg	イミドール® 25mg
	<u>幼児（4 歳以上が望ましい）</u> 30mg/ 日，分 1 <u>学童</u> 30〜50mg/ 日，分 1 または分 2	<u>幼児（4 歳以上が望ましい）</u> 25mg/ 日，分 1 <u>学童</u> 25〜50mg/ 日，分 1 または分 2
アミトリプチリン	トリプタノール® 10mg, 25mg	
	1 日 10〜30mg を就寝前に経口投与	

作用が強いとされています（表 1-15）．なかでも夜尿症に対する有効性の評価は
イミプラミンに関する報告が多く，コクランのシステマティックレビュー[2] では，
イミプラミンはプラセボに比べ，1 週間あたりの夜尿日数を約 1 日減少させ（平
均− 0.95，95％信頼区間［CI］ −1.4〜−0.5），14 日間連続の非夜尿消失率を
減らす効果があるとされています（イミプラミン 78％，プラセボ 95％，95％ Cl
0.61〜0.9）．しかし三環系抗うつ薬は治療終了後の再発率が高く，イミプラミ
ン単独では治療終了後に 63.2〜96％の症例で夜尿の再発を認めることもわかっ
ています．

　三環系抗うつ薬とそのほかの単独治療（デスモプレシン，アラーム療法，抗コ
リン薬）との治療効果を比較した報告は多くありません．三環系抗うつ薬の夜尿
症に対する有効性は 30〜50％とされており，ほかの単独治療と明らかな有意差
はないとされています[1]．しかし，著効（治療開始後に夜尿頻度が 100％減少，
または 1 か月で 1 回未満に減少）を達成する頻度や，夜尿日数を長期的に寛解さ
せる効果についてはデスモプレシンやアラーム療法単独よりも劣るとされていま
す[3]．

三環系抗うつ薬の処方のコツ

　基本的に処方のタイミングはガイドライン[1]と同様の位置づけとし，デスモプレシンもしくはアラーム療法，またはその両者による併用療法でも十分な効果が得られない治療抵抗性夜尿症に対して，副作用に十分留意した上で使用するようにしています．

　添付文書によれば，クロミプラミン，イミプラミン，アミトリプチリンのいずれであっても用法・用量としては，25〜50mg を1日1〜2回に分けて服用させる方法が一般的です．しかし筆者は安全性を考慮し，特に初めて夜尿症に対して本剤を使用する患者に対しては 10mg の少量投与から開始する以下の用法を試みています（図 1-22）．

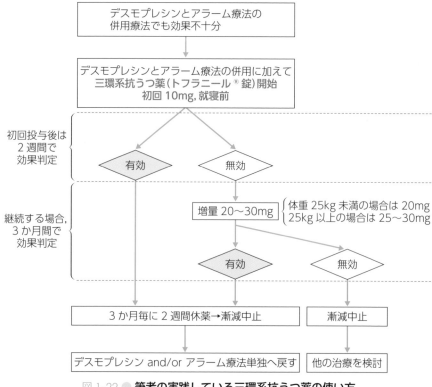

図 1-22 ● 筆者の実践している三環系抗うつ薬の使い方

〈筆者の実践している三環系抗うつ薬の使い方〉

①初回投与量は 10mg から，まずは 2 週間の服用を目安に開始する．

②この間に軽微であっても副作用がみられた場合は内服を中止する．

③副作用を認めず，効果が不十分な場合は，体重 25kg 未満は 20mg，25kg 以上は 25〜30mg へ増量する．

④治療開始後 3 か月の時点で全く効果がない場合は漸減中止する．

⑤効果がみられた場合は，効果を維持できる最少量まで 2 週間毎に漸減する．

⑥耐性化のリスクを軽減するために，drug holiday（3 か月毎に少なくとも 2 週間の休薬期間）を設定する．いずれにしても効果判定は 3 か月で行う．

欧米では安全性と副作用の観点から夜尿症に対してはイミプラミンのみが推奨されています[4]．筆者も処方経験が多いのは，イミプラミンです．

三環系抗うつ薬の副作用

三環系抗うつ薬の副作用については，熟知しておく必要があります．軽微な副作用は抗コリン作用によるもので，起立性低血圧，口渇，便秘，発汗，頻脈，悪心，倦怠感，不眠などを約 5％で認めるとされていますが，これらは通常，服用中止で速やかに改善します[1]．最も深刻な副作用は心毒性（刺激伝導障害，心筋機能障害）であり，治療中の死亡例の報告もあります[5,6]．そのため，患者さんもしくは近親者に原因不明の失神や突然死，不整脈（QT 延長症候群）がある場合は，投与前に小児循環器専門医へ診察を依頼しておくほうがよいでしょう．また海外では三環系抗うつ薬の服用によって，抑うつ症状の既往のある患者の自殺傾向の増加の懸念が指摘されており，米国食品医薬品局（FDA）からは警告が出されています．

そのほか，筆者は保護者から「そもそもなんですが，夜尿の治療とは言え，うつ病ではない子どもにうつ病の治療薬を飲ませること自体に抵抗感があるのですが…」との申し出を経験したことがあります．保護者の中には抗うつ薬自体にネガティブなイメージを抱いている場合もあるため，治療抵抗性の夜尿症であってもルーチンに処方することは避けたほうが望ましいでしょう．

これからの夜尿症に対する三環系抗うつ薬の展望

　最近の国際小児禁制学会（International Children's Continence Society: ICCS）の総説[7]の中で「難治性夜尿症に対してはイミプラミンを先行して投与し，服用 1 か月後の段階で治療効果が不十分な場合には，次にデスモプレシンの併用を考慮する」とした三環系抗うつ薬（イミプラミン）とデスモプレシンの 2 剤併用療法が治療オプションの一つとして紹介されています．この場合，初期診療後の早期に三環系抗うつ薬が使用されることになりますが，現行のわが国のガイドライン[1]では，あくまでもデスモプレシンとアラーム療法の併用療法の次に導入する位置づけとなっている点に留意ください．

【文献】　1. 日本夜尿症学会, 編. 夜尿症診療ガイドライン 2021. 東京: 診断と治療社; 2021.
2. Caldwell PH, Sureshkumar P, Wong WC. Tricyclic and related drugs for nocturnal enuresis in children. Cochrane Database Syst Rev. 2016; 2016: CD002117.
3. Seyfhashemi M, Ghorbani R, Zolfaghari A. Desmopressin, imipramine, and oxybutynin in the treatment of primary nocturnal enuresis: a randomized clinical trial. Iran Red Crescent Med J. 2015; 17: e16174.
4. Tu ND, Baskin LS. Nocturnal enuresis in children: management. UpToDate. https://www.uptodate.com/contents/nocturnal-enuresis-in-children-management/print （2022 年 3 月 22 日アクセス）
5. Cronin AJ, Khalil R, Little TM. Poisoning with tricyclic antidepressants: an avoidable cause of childhood deaths. Br Med J. 1979; 1: 722.
6. Tingelstad JB. The cardiotoxicity of the tricyclics. J Am Acad Child Adolesc Psychiatry. 1991; 30: 845-6.
7. Nevéus T, Fonseca E, Franco I, et al. Management and treatment of nocturnal enuresis-an updated standardization document from the International Children's Continence Society. J Pediatr Urol. 2020; 16: 10-9.

1-15 昼間尿失禁への対応

就寝中の尿失禁（夜尿）であれば，保護者も「寝ているんだから仕方がない
か…」と理解してくれますが，昼間尿失禁に関しては「なぜ起きている日中の出
来事なのに，本人は努めてトイレに行かずに漏らすのかしら？」と不思議がるこ
とも少なくありません．特に昼間尿失禁があると，集団生活の中でからかいやい
じめの対象となる可能性があり，本人にとっては深刻な問題ですので適切な対応
が望まれます．

昼間尿失禁の疫学・頻度

健康な乳幼児46名について，昼間尿失禁の年齢推移をみた調査では，昼間の
尿失禁が完全に消失するのは3歳6か月（中央値）でした．また昼間尿失禁の消
失する割合は，3歳で52%，4歳で93%，5歳で100%でした[1]．日本の乳幼児
に対するトイレットトレーニングは大部分が3歳までに開始されているので，
そこから1〜2年間のうちに自然とおむつが外れ，5歳までには昼間尿失禁を認
めなくなるのが一般的な経過であると考えられます．逆に言えば，5歳を過ぎて
も昼間尿失禁を認める場合に，排尿の自立が完了していないと考えます．

夜尿症と昼間尿失禁の合併例では，通常は昼間の症状のほうが先行して改善し

表1-16 ● **昼間尿失禁と夜尿の年齢による消失率**

健康乳児 (n=46)	尿失禁が消失していく率	
	昼間	夜間
3歳	52%	17%
4歳	93%	63%
5歳	100%	87%
完全に消失する年齢 (中央値)	3歳6か月	4歳0か月

昼間尿失禁が消失した
後から少し遅れて
夜尿が消失していく

(Jasson UB, et al. J Urol. 2005; 174: 289-93 より改変)[1]

ていきます（表1-16）．よって，昼間尿失禁と夜尿症の両方がある患者さんでは，理論上は昼間の症状に対する治療をしてある程度改善してから，夜間の症状（夜尿症）に対する治療を行うのが一般的です．

蓄尿・排尿のメカニズムの発達過程

　新生児は，1日に15〜20回の排尿をします．この時期は尿を貯めることよりも出すことが優先される「反射的排尿」の段階と考えられます．

　1歳前後になると，次第に反射的排尿を抑制する神経機能が発達してきます．また成長に伴って膀胱が大きくなりますので，1回あたりの排尿量は増え，排尿回数は1日あたり8〜12回程度となります．この時期は「蓄尿作用増強」の段階といえます．

　2〜4歳頃には，膀胱充満の知覚が大脳に伝達されるようになり，尿がしたくなる感覚を周囲へ知らせることが可能となります．このタイミングでトイレへ誘導されれば，意図的に蓄尿を解除してトイレで排尿ができるようになります．つまりおむつを外すためのトイレットトレーニングが可能となります．排尿回数は1日あたり8回程度となります．

　4〜5歳頃になると，膀胱充満の知覚を尿意（＝意図的に尿を出せる前兆）として自発的に認識し，促されなくても自分で判断してトイレに行って排尿することが可能になります．この段階で昼間尿失禁は減少し，やがて消失します[2]（図1-23）．

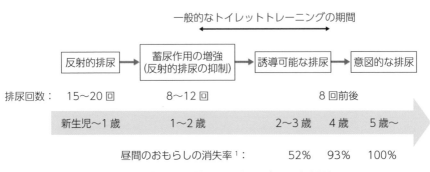

図1-23 ● 蓄尿・排尿のメカニズムの発達過程

昼間尿失禁の原因

昼間尿失禁は，①蓄尿・排尿のメカニズムの発達過程の遅れ，②正常発達過程からの逸脱が主な原因となります[2]．またおもらしの一部には，③何らかの全く別の病気が潜んでいる場合，もあります．

①蓄尿・排尿メカニズムの発達過程の遅れ

5歳以降も反射的排尿を抑制する神経機能（遠心路）が十分に発達せず，昼間のおもらしをしてしまう病態の一つに「過活動膀胱」があります．過活動膀胱とは膀胱が勝手に縮み，過度な働きをするため，尿が十分たまっていないうちに排尿したくなる状態です．通常，私たちは，初めの尿意と最大尿意の間のどこかのタイミングで，意図的にトイレで排尿します．しかし過活動膀胱のある子ども達では，まだ膀胱の充満自体をうまく認識できないことに加えて，どの程度の尿意でトイレへ行けばよいのか？を理解できていないことも相まって，膀胱収縮が過度となった場合に容易におもらしを生じます．過活動膀胱があっても，トイレに行ける児は，おもらしには至らずに排尿回数が増える頻尿（1日8回以上）の状態になります．

一方，非生理的に尿意の抑え込みを行う「排尿遅延習慣」がある子ども達もいます．この場合，最大尿意が急に訪れる「尿意切迫感」の感覚が生じてから初めて尿意を認識するため尿意切迫感を感じてからではトイレに間に合いません．このような児では，反射的排尿を抑制する神経機能はある程度発達していても，正常な尿意を認識する神経機能（求心路）の発達が遅れていることが想定されています．急な尿意切迫感のある児でしばしば特徴的な「排尿我慢姿勢」[3]を見かけることがあります（図1-3「尿我慢姿勢」 ➡️p.9）．

②正常発達過程からの逸脱

正常発達過程を逸脱した蓄尿・排尿メカニズムの一つに機能障害性排尿（dysfunctional voiding: DV）という状態があります．DVのある子ども達は，排尿に重要な役割を担う尿道括約筋や骨盤底筋といった筋肉を習慣的に収縮させることで，本来は必要のない排尿遅延を習慣化してしまいます．なぜこのような「悪しき習慣」が身についてしまうのかは詳しくわかっていません．DVの多くの症

例に便秘を合併することから排尿のみならず，排便を含めた「排泄異常」とも考えられています．また過度の叱責や虐待などの精神的・身体的ストレスを被ったことがきっかけで二次的に腎機能障害を生じるケースもあります（nonneurogenic neurogenic bladder, Hinman 症候群）．

③他の疾患が原因で生じる昼間のおもらし

昼間尿失禁の一部には，膀胱炎などの感染症をはじめ，他の病気に続発している場合があります．また二分脊椎に伴う神経因性膀胱や尿道狭窄といった先天性腎尿路異常が併存するケースもあります．特に高年齢まで続く場合，下部尿路症状（lower urinary tract symptoms: LUTS）が重症の場合，それまでなかったおもらしが急に始まった場合には注意が必要です．

女児の場合で終日，パンツやおむつが湿っていない時間帯（dry time）がない昼間尿失禁と夜尿症の合併例では，まれではありますが尿管が膀胱三角部以外に開口する状態である異所性尿管の存在を疑います．筆者らも最初に医療機関を受診してから4年間，8歳までかかりつけ医には「まだ小学校低学年であるから，様子を見ましょう．いずれ治りますよ．」と言われていた夜尿症と昼間尿失禁の両方のある異所性尿管の症例を経験しました[4]（図1-24）．女児の中には，羞恥

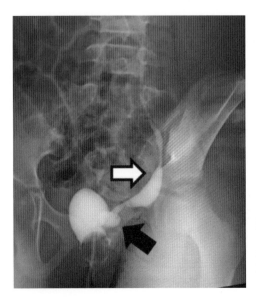

図1-24 ● 尿管開口部精査のための腟造影（8歳女児）
ガートナー管嚢胞（黒矢印）を介して，左尿管への造影剤流入を認める（白矢印）．

心から外陰部の診察に抵抗感を示す患者さんもいます．しかし dry time のない昼夜の尿失禁を認める症例では，了承を得た上で女性スタッフとともにしっかりと身体診察を行うことで重要な所見を得られる場合もあります．

夜尿症と同様に昼間尿失禁患者さんを泌尿器科へ紹介するタイミングについては 1-18 章「夜尿症のある児を泌尿器科へ紹介するタイミング」 ➡ p.100 を参照ください．

昼間尿失禁への具体的な対応とコツ

日本小児泌尿器科学会，編『幼小児の昼間尿失禁の診療とケアの手引き』[5] を参考に，できることから患者さんおよび保護者と協力して行います．これらは夜尿症の患者さんと同様に（標準的）ウロセラピーとも多くの部分が重なります（1-7 章「夜尿症に対するウロセラピー（生活指導・行動療法）」 ➡ p.31）．以下に，筆者が実践している昼間尿失禁への具体的な対応とコツを紹介します．

①おもらしは誰の責任でもないことを認識させる

初めに，昼間尿失禁はその子ども達や保護者のせいではないということを理解してもらいます．子育ての間違いや，不適切なしつけがおもらしを生じさせているわけではありません．重要なのは本人とその保護者に対して「なぜおもらしをするのか？」や「これから家庭で取り組めることは何か？」という病態や対応法について，正確に理解してもらうことです．

②行動療法（標準的ウロセラピー）

まずは家庭ですぐに取り組める行動療法（標準的ウロセラピー）から導入します．食事やおやつはバランスよく摂取するように指導します．一日の排尿・排便の様子を親子で一緒に記録してもらいます．症状改善のための「動機づけ」にもなります．

昼間尿失禁がある児は，排尿が「雑」であることが多いようです．まずは「適切な姿勢で排尿すること」と「ゆっくりと時間をかけて排尿すること」を心がけてもらいます．特に男児の場合には立ちションで，ものの十数秒間でトイレから出てくる児もいます．そこで両足底を踏ん張り，骨盤底筋を緩ませ，十分に外尿

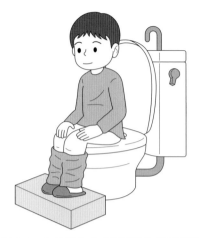

図 1-25 ● **座位による理想的な排尿姿勢**

道括約筋を弛緩できる「座位による排尿」を実践させます（図 1-25）．忙しなく排尿をする癖のある児では，キッチンタイマーをセットして時間を意識させながら 2 分間程度は便座に座ってゆっくり排尿させてもよいでしょう．このような工夫によって膀胱内の尿を完全に排尿させることがねらいです．

　決まった時間間隔で排尿する「定時排尿」も効果的です．適切なタイミングで自らの尿意に気づくことが目的であり，膀胱の充満の程度を感じてもらい，丁寧に排尿する習慣をつけさせます．初めの頃は，周囲からの声掛けを行い 60〜90分毎にトイレ誘導してみます．実際は時間に従ってトイレへ行っても排尿がないか，あるいは排尿量が少ない場面があるかもしれません．しかし次第に「これくらいのムズムズ感（尿意）のときはこれくらいのオシッコが出るんだ！」，「この程度のムズムズ感であればもう少しためられたのかもしれないな？」と患者さん自身が尿意と排尿の関係性を体感し，理解できるようになります．次第に自分でトイレへ行く時間間隔を決定し，尿失禁する前に自発的に排尿行為を企てることが可能になります．

　小学生であれば，授業と授業の間にある「中休み」には決まって排尿をしてみる，というスケジュールを組んでみます．担任の先生にトイレへ行くように促してもらうとより効果的でしょう．

③便秘の評価，必要があれば便秘の治療

　昼間尿失禁には，しばしば便秘を伴います．排便記録を参考に，便秘が疑われる場合には積極的に治療します．1-16章「排便状態の確認と便秘への対応」▶▶p.89 を参照ください．

④抗コリン薬を用いた治療

　適切な行動療法を行い，便秘も解消したにもかかわらず，改善効果が不十分な場合は，膀胱の収縮を抑える抗コリン薬を開始します．ただし，その前に超音波検査で膀胱内の残尿測定を行うことが必要です．

　抗コリン薬は過活動膀胱に対する保険適用はありますが，小児患者への投与量や投与期間に一定の決まりはありません．抗コリン薬の種類や用法・用量，副作用などの詳細は 1-13章「夜尿症に対する抗コリン薬の使い方とコツ」▶▶p.70 を参照ください．

⑤発達障害（神経発達症群）への対応

　年齢が進んでも，昼間尿失禁がなかなかよくならない場合には，発達障害（神経発達症群）の併存を考えます（表1-17）．

　実際，昼間尿失禁のある児に2時間毎の定時排尿を指示したところ，注意欠如・多動症（attention-deficit/hyperactivity disorder: ADHD）を併存していた児では約半数（48%）の児が十分に指示を守れなかったとの報告もあります[6]．もし昼間尿失禁に発達の問題の併存を疑った場合には，専門的な診察を提案します．紹介のタイミングについては本書の 1-17章「夜尿症のある児を小児神経専門医へ紹介するタイミング」▶▶p.96 を参照ください．

表 1-17 ● ICD-11 による神経発達症群の分類

知的発達症*
自閉スペクトラム症*
注意欠如・多動症*
発達性発話または言語症群
発達性学習症
発達性協調運動症
常同運動症

*夜尿症や昼間尿失禁との併存が比較的多い

【文献】　1. Jasson UB, Hanson M, Sillén U, et al. Voiding Pattern and Acquisition of Bladder Control from birth to 6 years. J Urol. 2005; 174: 289–93.
2. 中井秀郎. 【夜尿症】排尿機能の発達とその異常. 小児内科. 2020; 52: 1559–63.
3. Franco I. Overactive bladder in children. Nat Rev Urol. 2016; 13: 520–32.
4. 権田裕亮, 西崎直人, 原 聡, 他. 夜尿症と昼間尿失禁の合併例として経過観察されていた異所性尿管の8歳女児例. 夜尿症研. 2017; 22: 61–4.
5. 日本小児泌尿器科学会 幼小児排尿指導管理ワーキンググループ. 幼小児の昼間尿失禁の診療とケアの手引き. 2019. p.30. https://jspu.jp/download/guideline/tebiki2019-6.pdf
6. Crimmins CR, Rathbun SR, Husmann DA. Management of urinary incontinence and nocturnal enuresis in attention-deficit hyperactivity disorder. J Urol. 2003; 170: 1347–50.

JCOPY 498-14572

1-16 | 排便状態の確認と便秘への対応

日本人小児の 0.3〜24％に便秘の症状があるとされ，その多くは便秘の原因となる基礎疾患を有さない機能性便秘症です[1,2]．機能性便秘症は夜尿症と同様に，小児においては頻度の高い疾患ですが，患者さんやその保護者には両者の密接な関係についてあまり知られていません．また夜尿症のある患者さんを診療する上で，医療者側も便秘の評価法や具体的な治療法を理解する必要があります．

Bladder and bowel dysfunction(BBD；機能性排尿排便障害) の考え方

近年，夜尿症や昼間尿失禁に関連する「膀胱機能の問題」と，便秘をはじめとした「排便の問題」の両者を関連づけて考える概念として bladder and bowel dysfunction (BBD；機能性排尿排便障害) が注目されています (図 1-26)．

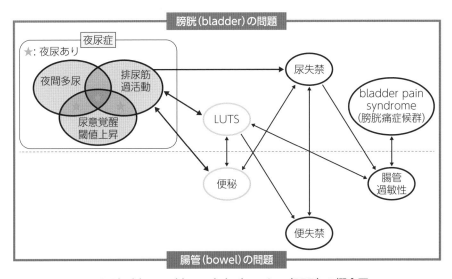

図 1-26 ● Bladder and bowel dysfunction (BBD) の概念図
(Panicker JN, et al. Neurourol Urodyn. 2019; 38: S25-34 より改変・作図)[3]

BBD は「下部尿路異常症状と腹部腸管異常所見の両者を認めるもの」と定義されますが，便秘に起因する直腸の拡張および膀胱の直接圧迫は夜尿症や昼間尿失禁の重症度を悪化させ，治療効果を損なう可能性が指摘されており，まさに夜尿症（特に非単一症候性夜尿症）と便秘の関係性を論じる上で，大変理解しやすい考え方です[3].

夜尿症と便秘の関連

最近発表された台湾からのレセプトデータを解析した報告では，夜尿症群では対照群と比較して有意に便秘の診断の割合，さらに便秘薬処方の割合が高率でした（それぞれ，7.1% vs 3.9%, P<0.01, 14.1% vs 8.5%, P<0.01）．さらには年齢による層別解析で特に5〜12歳において夜尿症群のほうが対照群に比べて有意に便秘の割合が高率でした[4]．また米国からの報告では，234名の便秘症患児のうち，夜尿症は34%に合併しており，それらは1年間の「便秘治療のみ」で夜尿症の63%が改善していました[5]．このような事実から，夜尿症と便秘は強い関連があるため，これらを「排泄の問題」として捉える考え方は重要です．

便秘の診断

夜尿症の初期診療の中で，便秘の状態を知るためには①問診・排便日誌，②ROMA IV 診断基準[6]，③ブリストル式便性状スケール[7]，を組み合わせて評価する方法が一般的です．なお，夜尿症の初期診療において便秘の精査のために行うルーチンの腹部単純 X 線検査は推奨されていません．直腸指診の同意が得られる場合には，肛門近傍の便塊を触れることで便塞栓（fecal impaction）を直接確認することができますが，筆者は患者さんとの信頼関係が構築できてから必要がある症例に限って行うようにしています．

①問診・排便日誌

最も手軽で，かつ多くの情報が得られますので，初診時に必ず質問します．また日誌を患者さん本人と保護者が一緒に記録することで，排泄の様子に対する気づきを生み出す大切な機会となり，治療モチベーションを確認することができま

表 1-18 ● ROMA IV 診断基準（4 歳以上）

以下の項目の少なくとも 2 つが週 1 回以上の頻度で 1 か月以上あり，過敏性腸症候群の診断基準を満たさない．
1. 1 週間に 2 回以下のトイレでの排便
2. 少なくとも週に 1 回の便失禁
3. 便を我慢する姿勢や過度の自発的便貯留の既往
4. 痛みを伴う，あるいは硬い便通の既往
5. 直腸内に大きな便塊の存在
6. トイレが詰まるくらいの大きな便の既往
適切な評価の後に，症状は他の疾患では説明できない

(Hyams JS, et al. Gastroenterology. 2016; 150: 1456-68)[6]

す．患者さんの年齢が進むにつれて保護者は子どもの便回数や便性を把握できていない場合が多いため，必ず患者さん本人に確認します．排便回数に関しては，国際小児禁制学会（International Children's Continence Society: ICCS）は少なくとも 7～14 日間の排便日誌を記載してもらうことを推奨していますので，排尿日誌と共に便に関しても毎日記録してもらうとよいでしょう．

② ROMA IV 診断基準 [6]

国際的な機能性消化管障害の分類・診断基準である Rome IV 診断基準を参考にして，便秘（症）の診断を行います（表 1-18）．本診断基準では，排便回数が少ないこと以外の症状が含まれ，症状が 1 か月以上継続していれば慢性便秘症と診断される点が強調されています．過敏性腸症候群の除外が条件となりますので，便秘以外に下痢や軟便を繰り返している症例では，小児消化器専門医の受診を提案します．

③ ブリストル式便性状スケール [7]

便の硬さや形については実際に絵を見せて，患者さん本人および保護者と客観的な評価を試みます（図 1-27）．特に本スケールで兎糞状の便であれば大腸通過遅延型を疑います．年齢に比較して大きな便が排泄あるいは大きな便塊が直腸に存在（漏便を伴い，パンツに便汚染を認めることがある）する場合には排便障害型を疑います．

タイプ 1	硬くてコロコロの兎糞状の便	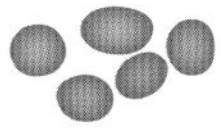
タイプ 2	ソーセージ状であるがでこぼこした（塊状の）便	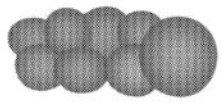
タイプ 3	表面にひび割れのあるソーセージ状の便	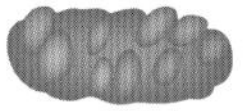
タイプ 4	表面がなめらかで軟らかいソーセージ状，あるいは蛇のようなとぐろを巻く便	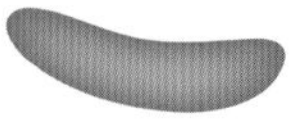
タイプ 5	はっきりとした皺のある軟らかい半分固形の（容易に排便できる）便	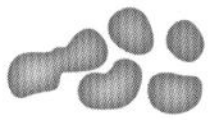
タイプ 6	境界がほぐれて，ふにゃふにゃの不定型の小片便，泥状の便	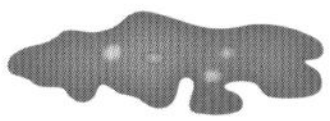
タイプ 7	水様で，固形物を含まない液体状の便	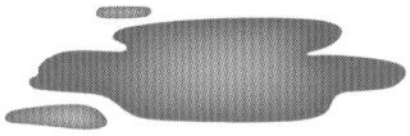

図 1-27 ● **ブリストル式便性状スケール**
(O'Donnell LJ, et al. BMJ. 1990; 300: 439-40 をもとに作成) [7]

便秘の治療

　夜尿症に対する積極的治療（デスモプレシンまたはアラーム療法）の前に，便秘がある患者さんには，便秘の治療を先行して開始します．初期診療で便塞栓があれば便塊除去（disimpaction）を行います．その後，①生活指導を前提に，必要に応じて薬物治療を行います．維持療法としての②薬物治療は緩下剤から開始し，まずは「週3回以上の苦痛のない排便」を目標とします．

①生活指導

　昼間の適度な水分摂取，食物繊維を含む適切な食事摂取，規則正しい生活リズムと適度な運動，年齢相応の排便習慣の励行（毎日決まった時間にはトイレへ向かう）などの生活習慣の見直しは重要です．水分と食物繊維の摂取量を増やすことで排便回数増加や便性状の改善に効果的との報告があります [8]．しかし，すべ

ての症例に有効とは限らないため，生活指導のみでは便秘の改善が得られない場合には，積極的に薬物治療を提案します．

②薬物療法（表 1-19）

便塞栓が著明な場合には，まずは浣腸を行うことが一般的です．外来での 1 回の浣腸では便塊除去が不十分な症例もあり，大きな便塞栓のある症例では自宅でも 3〜5 日間連続して浣腸することを提案します．しかし浣腸に対する羞恥心が強い場合や拒絶がある患者さんの場合には，経口薬による便塊除去として緩下剤と刺激性下剤を適宜組み合わせる方法を検討します．海外の小児機能性便秘症

表 1-19 ● **小児によく用いられる便秘治療薬**

分類	浸透圧性下剤		ポリエチレングリコール (PEG) 製剤	刺激性下剤（ジフェニール系）
一般名（商品名）	ラクツロース（モニラック）	マルツエキス（マルツエキス分包）	マグコロール 4000（モビコール配合内用剤）	ビスコルファートナトリウム（ラキソベロン）
効能・効果	・小児における便秘の改善 ・高アンモニア血症に伴う症状の改善 ・産婦人科術後の排ガス・排便の促進	・乳幼児の便秘 ・乳幼児の発育不良時の栄養補給	・慢性便秘症（器質的疾患による便秘を除く）	・各種便秘症 ・術後排便補助 ・造影剤（硫酸バリウム）投与後の排便促進 ・手術前における腸管内容物の排除 ・大腸検査（X 線・内視鏡）前処置における腸管内容物の排除
小児の用法・用量	小児便秘症の場合，通常 1 日 0.5〜2mL/kg を 3 回に分けて経口投与 投与量は便性状により適宜増減する	6 か月未満 1 回 3〜6g 6 か月〜1 歳 1 回 6〜9g 1〜3 歳 1 回 9〜15g いずれも 1 日 2〜3 回，経口投与	2 歳以上の小児・成人 2〜6 歳 1 回 1 包／日から開始，1 日 4 包まで 7〜11 歳 1 回 2 包／日から開始，1 日 4 包まで 12 歳以上 1 回 2 包／日から開始，1 日 6 包まで 詳細は添付文書を確認のこと	内容液：各種便秘症の場合，小児に対しては 1 日 1 回，次の基準で経口投与 6 か月以上：2 滴 7〜12 か月：3 滴 1〜3 歳：6 滴 4〜6 歳：7 滴 7〜15 歳：10 滴

の診療ガイドラインでは，ポリエチレングリコール（PEG）製剤（モビコール®）が便塊除去に推奨されています[9].

便塞栓が解除され，夜尿症治療と並行して行う維持療法としては，緩下剤（糖類下剤，PEG 製剤，塩類下剤のいずれか）を基本とし，排便時に痛みを伴わない有形軟便（ブリストル式便性状スケールでタイプ 4）を目標とします.

便秘が夜尿症に対するデスモプレシンの治療効果に与える影響

前述の BBD の概念から，便秘の存在は夜尿症の病態を悪化させることが想定されます.さらには，夜尿症治療における第一選択薬のデスモプレシンの効果減弱に便秘が関与していることが報告されました[10].

Ma らは，5～15 歳の 383 名の夜尿症（単一症候性，非単一症候性の両方を含む）患者さんに対するデスモプレシンによる治療を 3 か月間，前向きに調査した結果，単一症候性夜尿症であっても，非単一症候性夜尿症であっても便秘のある患者さんでは有意にデスモプレシンの有効性が低かったことを報告しています（図 1-28）.

便秘と夜尿症の関係を論じる際に，BBD の概念だけで説明がつくのであれば，昼間尿失禁など下部尿路症状を伴う非単一症候性夜尿症である患者さんでは，便秘の存在が病態や治療効果に悪影響を与えかねないと想定できます.しかし Ma

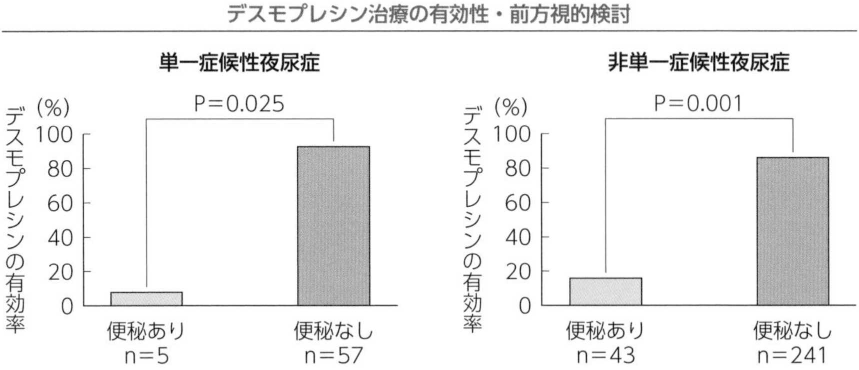

図 1-28 ● 便秘とデスモプレシンの有効性の関係
(Ma Y, et al. J Pediatr Urol. 2019; 15: 177.e1-6 より改変・作図)[10]

らの結果は，たとえ単一症候性夜尿症であっても，その治療におけるキードラッグであるデスモプレシンの治療効果にも悪影響を及ぼすというものであり，大変興味深いと筆者は考えます．

　以上から，夜尿症の治療を行う前には，下部尿路症状の有無にかかわらず，便秘の存在を疑う姿勢と便秘を認めた場合にはその積極的治療が必要と考えられます．

【文献】　1. Sagawa T, Okamura S, Kakizaki S, et al. Functional gastrointestinal disorders in adolescents and quality of school life. J Gastroenterol Hepatol. 2013; 28: 285-90.
　　　　2. Yamada M, Sekine M, Tatsuse T. Psychological stress, family environment, and constipation in Japanese children: The Toyama Birth Cohort Study. J Epidemiol. 2019; 29: 220-6.
　　　　3. Panicker JN, Marcelissen T, von Gontard A, et al. Bladder-bowel interactions: Do we understand pelvic organ cross-sensitization? International Consultation on Incontinence Research Society (ICI-RS) 2018. Neurourol Urodyn. 2019; 38 Suppl 5: S25-34.
　　　　4. Hsiao YC, Wang JH, Chang CL, et al. Association between constipation and childhood nocturnal enuresis in Taiwan: a population-based matched case-control study. BMC Pediatr. 2020; 20: 35.
　　　　5. Loening-Baucke V. Urinary incontinence and urinary tract infection and their resolution with treatment of chronic constipation of childhood. Pediatrics. 1997; 100: 228-32.
　　　　6. Hyams JS, Di Lorenzo C, Spas M, et al. Functional disorders: children and adolescents. Gastroenterology. 2016; 150: 1456-68.
　　　　7. O'Donnell LJ, Virjee J, Heaton KW. Detection of pseudodiarrhoea by simple clinical assessment of intestinal transit rate. BMJ. 1990; 300: 439-40.
　　　　8. Chung BD, Parekh U, Sellin JH. Effect of increased fluid intake on stool output in normal healthy volunteers. J Clin Gastroenterol. 1999; 28: 29-32.
　　　　9. Tabbers MM, DiLorenzo C, Berger MY, et al. Evaluation and treatment of functional constipation in infants and children: evidence-based recommendations from ESPGHAN and NASPGHAN. J Pediatr Gastroenterol Nutr. 2014; 58: 258-74.
　　　 10. Ma Y, Shen Y, Liu X. Constipation in nocturnal enuresis may interfere desmopressin management success. J Pediatr Urol. 2019; 15: 177.e1-6.

1-17 | 夜尿症のある児を 小児神経専門医へ紹介するタイミング

　近年，発達障害（神経発達症群）が小児医療および学校教育の現場で注目されています．これら夜尿症と発達障害（神経発達症群）の両者の併存率が比較的高いことは，夜尿症を専門的に診療している医師や小児神経専門医の間ではよく知られていますが，実はプライマリケア医の先生方にこれらの知見が十分に浸透しているかは不明です．

　そこで，本章では，夜尿症の児に発達障害（神経発達症群）が疑われる場合にプライマリケアの先生方が小児神経専門医へコンサルトすべきタイミングについて解説します．

小児神経専門医への紹介のタイミング

　筆者は，夜尿症に対する積極的治療（デスモプレシンやアラーム療法）の効果が6か月経過しても無効（夜尿日数が50%以上減少しない）症例で，1か月間程

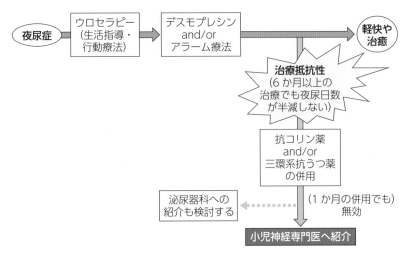

図 1-29 ● 筆者の考える小児神経専門医への紹介のタイミング

JCOPY 498-14572

度の抗コリン薬 and/or 三環系抗うつ薬を併用した場合でも，無効例では，何らかの発達障害（神経発達症群）のルールアウトが必要と考え，保護者に小児神経専門医の診察を提案しています（図1-29）.

発達障害（神経発達症群）と夜尿症・昼間尿失禁の併存

　発達障害（神経発達症群）や注意欠如・多動症（attention-deficit/hyperactivity disorder: ADHD）の併存は夜尿症患者さんでは珍しくありません．もともと夜尿症と発達障害（神経発達症群）が合併している場合（一次的併存）と，発達障害の二次的な不適応症状として夜尿症を発症している，もしくは悪化している場合（二次的併存）とがあります．一次的併存の場合には，中枢神経の未熟性による排尿機能の未成熟と発達特性に応じた指導が必要となり，二次的併存の場合には，それらに加えて二次的症状を引き起こした心因に対する心理的ケアが必要となります．最近の分類では，いわゆる発達障害を神経発達症群と呼んでいます（表1-17「ICD-11による神経発達症群の分類」 ▶▶p.87）．この神経発達症群の中で，特に夜尿の併存が問題となるのはADHD，自閉スペクトラム症（autism spectrum disorder: ASD），知的発達症の3疾患群です．

　年齢が進んでも，治療抵抗性の症例で，特に昼間尿失禁もよくならない非単一症候性夜尿症の患者さんを診た場合に，これら発達の問題を考えます（表1-20）．また発達障害（神経発達症群）のお子さんをもつ保護者はしばしば「育てにくさ」を感じており，言う事を聞けないわが子に対してイライラや諦めを感じている場合も少なくありません．この場合には治療アドヒアランスが低下し，受診を無断キャンセルしたり，怠薬したり，アラーム療法の場合には保護者が患者さんを起こさない，といった治療効果に関わる問題が生じます．

　筆者は，昼間尿失禁を伴う非単一症候性夜尿症の患者さんに発達障害（神経発達症群）が多い印象をもっています．実際，昼間尿失禁のある児に2時間毎の定時排尿を指示したところ，ADHDを併存していた児では約半数（48%）の児が十分に指示を守れなかったとの報告もあります[1]．また，夜尿症があることは不注意型ADHDを発見するためのマーカーになり得るとの報告もありますのでこの両者の関係は常に認識するべきです[2]．

　情緒面や落ち着きの面が改善しないことには，夜尿症診療で最も重要なウロセ

表 1-20 ● 夜尿症・昼間尿失禁と発達障害の関連

患者本人の問題	保護者の問題	
・発達特性による要因 　水分制限を順守できない 　遊びに夢中になると排尿を後回しにする 　雑な排尿（途中で排尿を止めてしまう，完 　　全排尿しない） 　生活指導・行動療法を継続できない（飽 　　きっぽい） 　その他（強いこだわり，感覚過敏［内服薬 　　の味に敏感］，など） ・夜尿や尿失禁があることを恥ずかしいことと 　認識できない ・湿った下着を着けていることに抵抗感を感じ 　にくい（感覚鈍麻） ・睡眠障害	・子育ての困難さを感じて 　いる ・親子関係の悪化 ・「発達障害のためだ」と 　諦めている	治療アドヒア ランスの低下 につながる

ラピー（生活指導・行動療法）に対してもうまく取り組めず，結果として薬物治療や継続が重要なアラーム療法の効果が現れにくいことが考えられます．現行のガイドラインでは「ADHD を併存する夜尿症に対して，ADHD の治療は推奨されるか？」のクリニカルクエスチョンに対して「併存する ADHD 自体の治療を夜尿症の治療と並行して行うことを提案する（推奨グレード 2D）」という記載があります[4]．

付記：神経発達症群とは？

小児期の精神疾患は，世界保健機関（World Health Organization: WHO）で作成される ICD（International Statistical Classification of Diseases and Related Health Problems）-10 と ICD-11 でその分類が大きく変化しました．現在，最新版の ICD-11 では「小児期・青年期」と「成人期」の発達障害の区分をなくしています[3]．まだ耳慣れない分類法ではありますが，今後，夜尿症や昼間尿失禁と併存しやすい発達の問題を論じる際の共通認識となるため理解しておくと便利です．

【文献】 1. Crimmins CR, Rathbun SR, Husmann DA. Management of urinary incontinence and nocturnal enuresis in attention-deficit hyperactivity disorder. J Urol. 2003; 170: 1347-50.
2. Shreeam S, He JP, Kalaydjian A, et al. Prevalence of enuresis and its association with attention-deficit/hyperactivity disorder among U. S. children: results from a narionally representative study. J Am Acad Child Adolesc Psychiatry. 2009; 48: 35-51.
3. World Health Organization（WHO）. ICD-11 for Mortality and Morbidity Statistics （ICD-11 MMS）. WHO. 2020. https://icd.who.int/browse11/l-m/en
4. 日本夜尿症学会, 編. 夜尿症診療ガイドライン 2021. 東京: 診断と治療社; 2021.

1-18 | 夜尿症のある児を 泌尿器科へ紹介するタイミング

夜尿症の患者さんで特に非単一症候性夜尿症の場合は，初期診療で行う標準的ウロセラピーに治療抵抗性の場合には，何らかの尿路系の基礎疾患や併存症を疑う必要があります．本章では，筆者が泌尿器科へ紹介しているタイミングについて解説します．

泌尿器科への紹介のタイミング

筆者は，非単一症候性夜尿症の患者さんに対するウロセラピーが全く無効である場合や，単一症候性夜尿症の患者さんであっても，デスモプレシンやアラーム療法，抗コリン薬などの治療の効果が 6 か月経過しても一向に得られない症例では，一度は泌尿器科の診察を受けることを提案しています（図 1-30）．

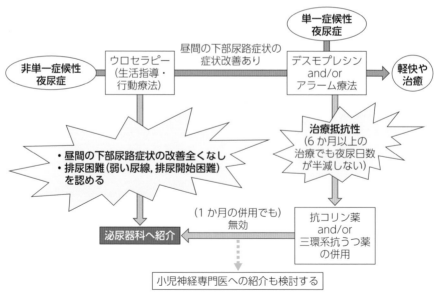

図 1-30 ● 筆者の考える泌尿器科への紹介のタイミング

気をつけるべき徴候

国際小児禁制学会（International Children's Continence Society: ICCS）では，夜尿症の患者さんを診た際に併存症に気をつけるべき症候を「warning signs」として提示しています[1]（表 1-9「warning signs と認めた場合の検査・対応」➡ p.30）．この中に，泌尿器科医の診察を必要とする徴候として，排尿困難（弱い尿線，排尿開始困難）が含まれます．

夜尿症と腎尿路異常の併存

夜尿症の患者さんで，腹部超音波検査を施行した場合に，器質的な腎尿路異常所見を認める割合は単一症候性夜尿症で 1.4～12.5％，非単一症候性夜尿症で 6.4～15.3％ 程度とされ，非単一症候性の場合のほうがやや高率です[2]．具体的には，非単一症候性夜尿症の患者さんで，昼間の下部尿路症状（表 1-5「代表的な下部尿路症状（LUTS）」➡ p.9）がひどい症例では早期に泌尿器科の診察を要します．特に warning signs にも挙げられている排尿困難（弱い尿線，排尿開始困難）を認める場合には，排尿前後の腹部超音波検査による残尿のチェック，尿流測定（ウロフロメトリー）といった専門的な検査が必要です．

小学生以降になると排尿の様子を保護者がいちいち確認することは滅多にありません．筆者は，非単一症候性夜尿症の患者さんの受診時には，診察室のそばにあるトイレで排尿させ，排尿開始までにどれくらい時間を要するか？　腹圧をかけるために下腹部を手で押さえているような仕草はないか？　出てきた尿線が四方八方に飛び散っていないか？　排尿後に滴る尿はないか？　を観察しています．

【文献】　1. Nevéus T, Fonseca E, Franco I, et al. Management and treatment of nocturnal enuresis: an updated standardization document from the International Children's Continence Society. J Pediatr Urol. 2020; 16: 10-9.
　　　　2. 日本夜尿症学会, 編. 夜尿症診療ガイドライン 2021. 東京診断と治療社. 東京: 2021.

1-19 | 併用療法中のやめ方・減らし方

　夜尿症診療ガイドライン2021[1]をはじめ，多くの診療に関する書籍には夜尿症の標準的治療の始め方についての情報に多くのページが割かれています．しかし，治療を開始した後にいくつかの治療を組み合わせる「併用療法」を必要とする症例も少なくありません．このような場合に，「どの治療からやめていけばいいのか？」や「どの薬剤から減らしていけばいいのか？」など併用療法中の各治療の「やめ方・減らし方」に関する情報があまりないことに筆者は気がつきました．

　併用療法を必要とするような重症夜尿症や，非単一症候性夜尿症における昼間の症状などによってもさまざまな「やめ方・減らし方」があるかと思います．そこで，本章では筆者が実践している併用療法中の各治療のやめ方と減らし方についてご紹介します．

併用する可能性のある代表的な治療法の組み合わせ

　特に実臨床でよく遭遇する単一症候性夜尿症を例に挙げますと，現行のガイドライン[1]における診療アルゴリズム（巻頭「夜尿症診療のフローチャート」▶p.vii）に従った治療の場合，表に挙げた組み合わせで治療がなされることがあります．ベースはデスモプレシン製剤であるミニリンメルト®OD錠（120μgまたは240μg）とし，そこにアラーム療法を組み合わせるパターンが一般的です．また両者の併用でも無効な症例に対しては，抗コリン薬や三環系抗うつ薬を併用するステップアップをすることになります．

　各治療を組み合わせて治療している場合，治療開始前からカウントして，夜尿日数が50〜99%まで減少した場合に，当該の治療をやめたり，用量を減らしたりしてステップダウンしていきます．筆者は夜尿のなかった日が14日間連続で認められた場合には，当該治療法はすでに十分な効果を認めたものと判断しています．その次に，今度はできる限り，わざと尿量を増加させる方向を目指します．それでも朝まで尿保持ができるようになればそのステージの治療をさらに終了し，

再びステップダウンしていくという方法を実践しています．アラーム療法は最後まで継続してもらい，最終的には水分負荷を行ってオーバーラーニングさせることは，その後の再発を予防するために重要です(1-11章「夜尿症に対するアラーム療法のコツ」▶p.58)．

　それでは，以下に具体的な治療のステップダウンについてご紹介します．

　なお，ミニリンメルトの減らし方については，ここでは便宜的に「240µg →120µg→OFF」と減量する方法を紹介しますが，このほかのコツとしては，1-9章「夜尿症に対するデスモプレシンの使い方とコツ」にある図1-13「デスモプレシンの漸減方法の例」▶p.52 のように，もう少し慎重に漸減していく方法を組み合わせることも可能です．

プラン①：ミニリンメルト®OD錠＋アラーム療法の場合 (図1-31)

　この場合は，ミニリンメルト®OD錠を240µgから120µgへ減量していき，120µgが中止できた段階で，アラーム療法のみを継続させます．それでもアラームが鳴らない日が続く場合には，オーバーラーニングのために寝る前に水分をわざと摂取してもらいます．

ミニリンメルト® ＋ アラーム

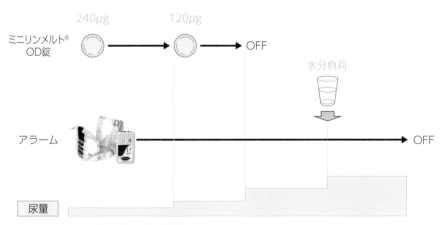

図1-31 ● **プラン①の減らし方**
・ミニリンメルト®を減量することで，夜間多尿の環境をわざとつくる
・水分負荷によるオーバーラーニングの際には，水中毒を避けるために
　ミニリンメルト®を中止しておく

プラン②：ミニリンメルト®OD錠＋アラーム療法＋抗コリン薬の場合
（図1-32）

　この場合には抗コリン薬を先行して中止します．根拠としては，多くの症例で単一症候性夜尿症には抗コリン薬単独の効果はないこと，長期間の抗コリン薬の服用によって便秘などの副作用が懸念されるためです．抗コリン薬を継続する必要のある非単一症候性夜尿症であれば，昼間の下部尿路症状の改善目的に使用しますが，夜尿自体の効果は限定的だと思われます．抗コリン薬を中止した後は，やはりプラン①と同様にミニリンメルト®OD錠を240μgから120μgへ減量していき，120μgが中止できた段階で，アラーム療法のみを継続させます．最終的にはオーバーラーニングを経て，アラーム療法を中止します．

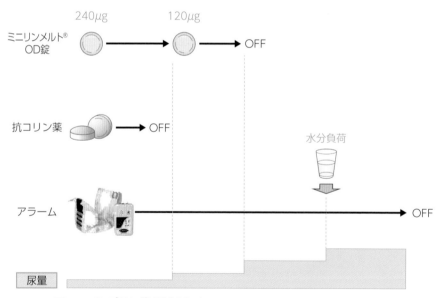

ミニリンメルト® ＋ アラーム ＋ 抗コリン薬

図1-32 ● **プラン②の減らし方**
・抗コリン薬を先行して中止する
・ミニリンメルト®を減量することで，夜間多尿の環境をわざとつくる
・水分負荷によるオーバーラーニングの際には，水中毒を避けるためにミニリンメルト®を中止しておく

プラン③：ミニリンメルト® OD 錠＋アラーム療法＋三環系抗うつ薬の場合 (図 1-33)

三環系抗うつ薬はデスモプレシンとアラーム療法でも効果不十分な単一症候性夜尿症において，デスモプレシンとアラーム療法の両者併用に加えて使用します（1-14 章「夜尿症に対する三環系抗うつ薬の位置づけ」 ➡p.76）．ただし，漫然と使用することはありませんので筆者は最長でも 3 か月間を目安にミニリンメルト® OD 錠＋アラーム療法＋三環系抗うつ薬の併用を行っています．最初に漸減中止するのは，三環系抗うつ薬ということになります．その後は，やはりプラン①と同様にミニリンメルト® OD 錠を 240μg から 120μg へ減量していき，120μg が中止できた段階で，アラーム療法のみを継続させます．最終的にはオーバーラーニングを経て，アラーム療法を中止します．

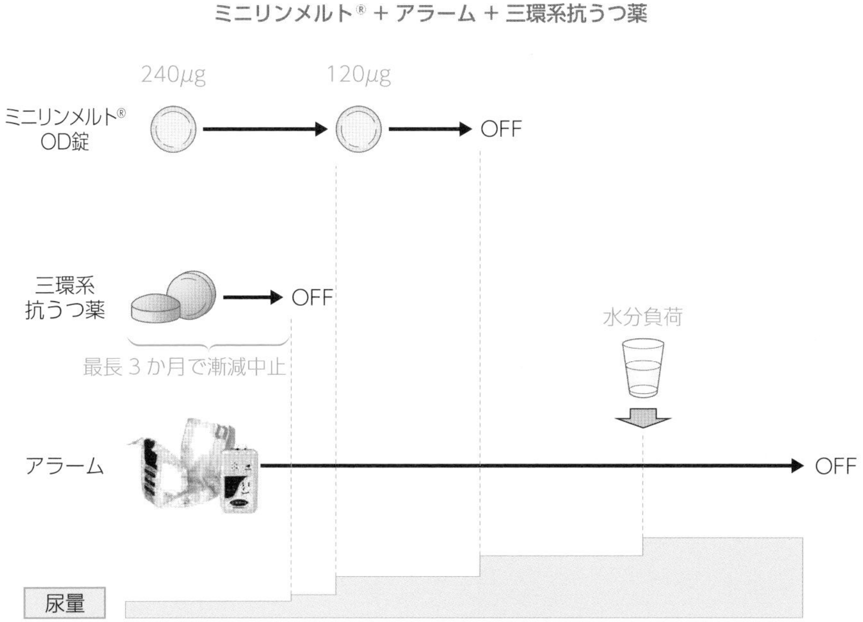

ミニリンメルト® ＋ アラーム ＋ 三環系抗うつ薬

図 1-33 ● プラン③の減らし方

これらの併用療法のやめ方・減らし方は，併用する治療が多ければ多いほど，当たり前ですが治療期間が長くなっていきます．特に夜間多尿の環境にあえて患

者さんを誘導することになりますのでステップダウンした際にはそれまでの夜尿日数から増加することが多くなります．どのプランであってもアラーム療法は最後まで継続していることから，これらのステップダウンによってアラームが作動する機会が増加すると思いますので，この際にしっかりとアラーム音で覚醒し，尿失禁したことを患者さん本人に自覚してもらうことが重要となります．また抗コリン薬と三環系抗うつ薬は共に抗コリン効果を有しているため，両者を併用している間は特に夜尿症治療の有効性に悪影響を与える便秘の発症には十分注意が必要です．特に便秘がある場合には，デスモプレシンの効果が十分に得られない点に留意してください[2]．

【文献】　1. 日本夜尿症学会, 編. 夜尿症診療ガイドライン 2021. 東京: 診断と治療社; 2021.
　　　　2. Ma Y, Shen Y, Liu X. Constipation in nocturnal enuresis may interfere desmopressin management success. J Pediatr Urol. 2019; 15: 177.e1-6.

JCOPY 498-14572

第 **2** 部

こぼれ話編

2-1 夜尿症診療がなぜ必要なのか？

夜尿症の疾患特性

　少し前に，診療所やクリニックでプライマリケアを担う小児科医の先生方とお話しする機会がありました．先生方から「夜尿症は感染症やアレルギー性疾患とは異なり，決して生命を脅かさない病気であるから結局，後回しになるよね…」や「待合室には，高熱でうなされている患者さんがいるのに，おねしょの相談をゆっくりと聞いてあげる余裕はないんだよな…」といった現場の声を耳にしました．確かに感染症をこじらせれば，重篤な症状を引き起こしますし，気管支喘息発作がひとたび起これば，患者さん本人は呼吸苦を訴えます．しかし夜尿症は，就寝中に無意識に起こる尿失禁ですので，患者さんには自覚症状がありません．またパジャマや寝具が濡れてしまいますが，決して命に危険を及ぼすことはありません．このような夜尿症特有の疾患特性ゆえ，なかなかプライマリケアを担う先生方の間では夜尿症診療が一般化しないのかもしれません．

夜尿症が与えるネガティブな影響

　命に危険を及ぼさない夜尿症ではありますが，実は夜尿症そのものが患者さんやその家族に与えるネガティブな影響はたくさんの報告があります．有名な報告としては「夜尿があることでその子どもが受ける精神的苦痛は，両親の離婚に次いで大きく，いじめ被害よりも大きい」というものです[1]．また夜尿症のある児は，容姿に自信がなくなり，自尊心が低下するといったものもあります[2]．加えて同居する家族にとっても，生活の質（quality of life: QOL）が低下することが報告されています[3]．筆者が診療している夜尿症患者さんの大部分は，診察室ではニコニコしていて，明るい子ども達が意外と多いのですが，夜間や起床時の様子を伺い知ることは難しく，もしかしたら人知れず精神的には参っているのかもしれません．一緒に診察室に入ってくる保護者（多くはお母さん）も一見，良

き理解者に見えますが，夜尿をされた日の朝は，濡れたパジャマと寝具の洗濯に業を煮やし，鬼ママの形相に変わっているのかもしれません．

　夜尿がある場合，小学校低学年よりも高学年のほうが，そして夜尿頻度が多い患者さんのほうが事態は深刻です．多くの場合，まだ幼さの残る低学年の患者さんは，夜尿をしてもあまり病識がありません．つまり夜尿を隠そうともせず，「濡れた洗濯物の後片づけはママがするから，まぁいいか！」といった他人事の態度をとることが多いようです．しかし，高学年以上になってきますとそうはいきません．夜尿をしないように生活習慣に気をつけて就寝したにもかかわらず夜尿をしてしまった罪悪感や自分自身への無力感，兄弟から失笑されることで生じる嫌悪感，保護者の叱責や落胆する姿を見てしまった際の自責の念，「いつまで夜尿をするのだろうか」という漠然とした健康不安，そしていずれやって来る宿泊を伴う学校行事に対する不安，などいくつものネガティブな感情や不安を抱えることは容易に想像できます．

　長期的に考えても，夜尿症が放置されることは決して看過できません．海外からの疫学研究や追跡調査では，幼少期に夜尿があったグループは夜尿がなかったグループと比べてみると高等教育への進学率が有意に低く，将来的なうつ病や睡眠障害の罹患率が高いことが示されました[4]．さらには，10歳以降まで夜尿がつづいていた場合には5歳までに夜尿が消失した場合よりも，青年期以降に問題行動や不安障害などを抱えるリスクが高いことも報告されています[5]．

夜尿症が保護者に与えた深刻な事態 (実例)

　筆者は別の意味で「深刻な事態」に遭遇したことがあります．外来診療でフォローアップしていた10歳の夜尿症患者さんの母親が，突然診察室で泣き崩れたことがありました．事情を尋ねてみると「孫（患者さん）が10歳を過ぎてもおねしょをしているのは，嫁（母親）であるあなたのせいだ！　父方の家系にはおねしょがあった人は一人もいない！　あなたのしつけが悪いから，孫のおねしょがいつまでたってもよくならないんだ！」と姑にひどく暴言を吐かれた，というのです．嫁姑問題の関係悪化の原因として，夜尿症が関わっているという最悪のシチュエーションでした．幸い，数か月後に夜尿が改善してくるにつれて母親の表情も和らぎ，完全に夜尿がよくなった頃にはニコニコされていたことが印象的

でした．このような夜尿症から発展する周囲へのネガティブな出来事は，それを目撃している患者さん本人にもよい影響はありません．

　夜尿症自体は多くの場合が基礎疾患を有さない一次性であり，加齢と共に自然治癒が期待できる疾患です．ましてや家庭でのしつけや，子育ての方法が夜尿症を引き起こしているわけではないことは周知の事実です．患者さんやその保護者にとって夜尿症は命に関わらない良性疾患である一方で，できるだけ早くよくなることを望む慢性疾患でもあります．私は夜尿症を小児科診療における究極のQOL disease と考えて，夜尿症患者さんとその保護者と向き合うようにしています．

【文献】　1. Van Tijen NM, Messer AP, Namdar Z. Perceived stress of nocturnal enuresis in child-hood. Br J Urol. 1998; 81 Suppl 3: 98-9.
　　　　2. Theunis M, Van Hoecke E, Paesbrugge S, et al. Self-image and performance in chil-dren with nocturnal enuresis. Eur Urol. 2002; 41: 660-7; discussion 667.
　　　　3. Collis D, Kennedy-Behr A, Kearney L. The impact of bowel and bladder problems on children's quality of life and their parents: a scoping review. Child Care Health Dev. 2019; 45: 1-14.
　　　　4. Yeung CK, Sihoe JD, Sit FK, et al. Characteristics of primary nocturnal enuresis in adults: an epidemiological study. BJU Int. 2004; 93: 341-5.
　　　　5. Fergusson DM, Horwood LJ. Nocturnal enuresis and behavioral problems in adoles-cence: a 15-year longitudinal study. Pediatrics. 1994; 94: 662-8.

JCOPY 498-14572

夜尿症で低下する子ども達の「自尊心」とは？

夜尿症と自尊心 (self-esteem)

夜尿症に関する論文を読んでいると，特に海外の論文にはしばしば「self-esteem」という単語が出てきます．Self-esteem は，心理学の数多ある構成概念の中でも最も古くから探究されているものの一つで，最初に文献に登場したのは1892 年の James のようです[1]．

夜尿症の世界では，「夜尿症がある患者さんはそうでない健常児に比べて，self-esteem が低下する」とした研究結果が散見されます[2]．日本語訳は「自尊心」の訳があてがわれますが，そのほか似た用語に「自負心」，「自己評価」，「自己尊重」，「自己価値」，「自己肯定感」など，さまざまな単語があります．

夜尿症を診療する意義

夜尿症診療の場で，患者さんやその保護者に「夜尿症はなぜ診療しなければならないのですか？」と直球の質問を受けることがあります．私は，その際には以下のようにお答えしています．

①夜尿症をきたしている原因が，他の重篤な病気から生じている場合があるため
②適切な生活習慣のアドバイスを受けるだけで，夜尿頻度を減らせることがあるため
③お子さんは気にしていないように見えますが，心の中では夜尿があることを後ろめたく感じている可能性があるため
④本人のみならず，保護者や同居人の quality of life（QOL）低下につながるため
⑤特に小学校高学年の児では，宿泊行事に対する備えが必要な場合があるため

　このうち③に関しては，われわれはすでに成人で通常は夜尿がないために，夜尿のある子ども達がどのような思いで日々を過ごしているのかが，ちょっと想像しにくいことも確かです．しかし，このような子ども達の心境を非常にわかりやすく新聞記事の中で表現されている女優の故・樹木希林さんのインタビュー記事がありましたので紹介いたします．

> いま思うと，おねしょについて，心の底にはきっと「いけないことをしてる」っていう罪悪感があったんですね．集団の中に入っていくのもイヤだったから，幼稚園に行くときはワアワア泣いていました．
> （朝日新聞．1995．6．21 号より引用）

　このように自分に自信がなくなったり，「周囲の子ども達と自分は違うんだ，劣っているんだ」というようなネガティブ思考に陥ったりすることで，集団生活にも適応しにくくなることが，樹木希林さんの言葉から読み取れます．

夜尿症患者さんの self-esteem の変化

　治療によって夜尿が消失すると，それまで低下していた自尊心が回復することが知られています[3]（図 2-1）．

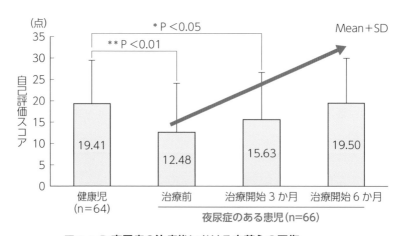

図 2-1 ● **夜尿症の治療後における自尊心の回復**
（Hägglöf B et al. Eur Urol. 1998; 33 Suppl 3: 16-9 より改変）[3]

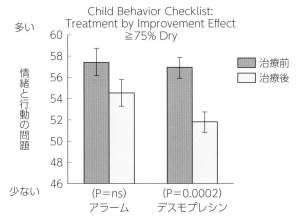

治療期間中に夜尿のない日が 75% 以上に到達した時点

図 2-2 ● 夜尿日数が 75% 減った段階での子ども達の精神面
(Longstaffe S, et al. Pediatrics. 2000; 105: 935-40 より改変)[4]

　さらに興味深いことに，夜尿が完全には治らなくても，夜尿日数が減少するだけでもすでに子ども達の精神面には好影響があることが報告されています[4]（図 2-2）．つまり，夜尿症に対して，生活指導や，薬剤治療やアラーム療法を導入することで，現状よりも少しでも夜尿日数が減ること自体が，その子ども達にとって好影響をもたらすと考えられます．

【文献】　1. James W. Psychology. briefer course. 1892.［今田 寛, 訳. 心理学. 岩波文庫; 1992］
　　　　2. Van Herzeele C, De Bruyne P, De Bruyne E, et al. Challenging factors for enuresis treatment: psychological problems and non-adherence. J Pediatr Urol. 2015; 11: 308-13.
　　　　3. Hägglöf B, Andrén O, Bergström E, et al. Self-esteem in children with nocturnal enuresis and urinary incontinence: improvement of self-esteem after treatment. Eur Urol. 1998; 33 Suppl 3: 16-9.
　　　　4. Longstaffe S, Moffatt ME, Whalen JC. Behavioral and self-concept changes after six months of enuresis treatment: a randomized, controlled trial. Pediatrics. 2000; 105: 935-40.

2-3 | 帆足・赤司の夜尿症病型分類の位置づけ

　筆者が夜尿症診療を専門的に始めた埼玉県立小児医療センター腎臓科在籍時代には，すべての夜尿症患者さんに対して「帆足・赤司の夜尿症病型分類」を行い，その結果に従って治療を開始していました．何を隠そう，この埼玉県立小児医療センターの病院長を務められていたのが，本病型分類を提唱されたお一人である赤司俊二先生であったのも，何かの縁でしょうか．

帆足・赤司の夜尿症病型分類とは？

　帆足・赤司らの病型分類[1-3]とは，夜尿症患者を診た際に，年齢，体重，夜間睡眠時間，尿浸透圧・尿比重，機能的最大膀胱容量（多くの場合は昼間のがまん尿量を採用），昼間尿失禁の有無を確認したのち，得られたデータに基づいて「多尿型（多量遺尿型）」，「膀胱型（排尿機能未熟型）」，「混合型（多尿型と膀胱型の併存）」，「正常型」のいずれかの病型に患者をタイプ分けする方法です（表 1-6「帆足・赤司の病型分類」 ➡p.10）．

　病型分類の利点としては病態を直感的に理解しやすい点，また病型を決めることで治療方法が自ずと決まることから医師側は患者さんの病態を説明しやすく，患者さん側もその治療を受け入れやすい点が挙げられます．一方，欠点としては膀胱型と診断された患者さんでは，高い有効性が実証されているデスモプレシンやアラーム療法が選択されない可能性があり，結果的に治療成績が低くなるケースが想定されます．また単一症候性夜尿症への抗コリン薬単独治療は有効ではないことから，仮に単一症候性夜尿症で膀胱型と判断された患者さんに対して，抗コリン薬単剤による初期治療を行うことは現状では推奨されていないことが問題点です．

帆足・赤司の夜尿症病型分類における「夜間多尿」の考え方

　夜間多尿であることは，キードラッグであるデスモプレシンの有効性が高いことを示唆します．日本人小児の夜間多尿の算出方法は，帆足・赤司の夜尿症病型分類の中の「多尿型（多量遺尿型）」の項で提示されており，それぞれ帆足基準（6〜9 歳：≧ 200mL，10 歳以上：≧ 250mL）と赤司基準（≧ 0.9mL/kg/ 睡眠時間）が該当します．実際に臨床現場でもこれらから算出した数値がよく用いられています．

　帆足基準は患者さんの夜間尿量を年齢によって 6 歳から 9 歳までと，10 歳以上の 2 群に分けて設定しており，計算を要さずに簡便に夜間多尿の診断を行うことができますが，体格や性別によって個人差のある小中学生の夜間尿量を正確に反映しているかどうかは不明です．一方，赤司基準では年齢は問わないものの，体重と睡眠時間の 2 つの変数を用いて算出することでより臨床に則した実践的な数値となっています．しかし睡眠時間は日によってばらつくことも想定され，信頼性のある数字を得るためには異なる複数日のデータを収集する必要がある点で必ずしも簡便とは言えません．特に習い事や部活に勤しんでいる小中学生の場合，1 週間の日々の睡眠時間が必ずしも一定しているわけではなく，計算による理論値と実際の夜間尿量との間に大きな乖離が生じているケースも散見されます．

　なお，日本で夜間多尿を算出する際には，帆足・赤司の夜尿症病型分類に記載されている算出式が頻用されていますが，国際的に用いられている国際小児禁制

表 2-1 ● **期待膀胱容量（EBC）と夜間多尿の国際間比較**

	日本		国際		
			ICCS	Rittig ら	Kamperis ら
EBC	25× （年齢 +2） mL		30× （年齢 +1） mL		
夜間多尿	【帆足の基準】 6 〜 9 歳： 　≧200mL 10 歳以降： 　≧250mL	【赤司の基準】 ≧0.9mL/kg/ 時	≧EBC×130%	≧20× （年齢 +9） mL	≧EBC×100%
【例】10 歳・34kg・8 時間睡眠の場合					
EBC	300mL		330mL		
夜間多尿	≧250mL	≧244.8mL	≧429mL	≧380mL	≧330mL

学会 (International Children's Continence Society: ICCS) や欧米人のデータ を基に作成された夜間多尿等の算出式による数値とは差が生じますので，注意が 必要です[4,5] (表 2-1).

帆足・赤司の夜尿症病型分類の活用

　これまで帆足・赤司の夜尿症病型分類は小児科医には広く活用されてきました が，実は小児泌尿器科医にはあまり浸透していませんでした．加えて，初診時か ら病型分類が決まる過程において，複数回の尿検査を要し，自宅で行う排尿日誌 もできる限り詳細に記載する必要があることが欠点です．患者さんと保護者から すれば，早期に治療を受けることを期待して受診したにもかかわらず，しばしば 病型分類の決定プロセスから積極的な治療開始までに多くの時間を費やすことで 失望し，その後の治療アドヒアランスへの悪影響が懸念されます．

　筆者は，治療を急いでいる患者さんの場合には，初期診療の際に問診で確認す る「一次性 or 二次性」，「単一症候性 or 非単一症候性」という分類のみを把握し た上で，すぐに治療を開始しても構わないと思います．大切なのは，患者さんに できるだけ早く有効な治療を届けることです．なお，現行の夜尿症診療ガイドラ イン 2021 に提示された診療アルゴリズムには病型分類は必須の診療内容として は組み込まれておらず，ガイドライン内の「総論」の中で紹介するに留められて います[6].

【文献】　1. 赤司俊二.【症状からみた鑑別診断と臨床検査】夜尿症. 小児科診療. 2003; 66: 2067–72.
　　　　2. 帆足英一.【小児の治療指針】精神 排泄障害 遺尿症（夜尿症, 昼間遺尿症）, 遺糞症. 小児科診療. 2002; 65: 682–5.
　　　　3. Kaneko K. Treatment for nocturnal enuresis: the current state in Japan. Pediatr Int. 2012; 54: 8–13.
　　　　4. Rittig S, Kamperis K, Siggaard C, et al. Age related nocturnal urine volume and maximum voided volume in healthy children: reappraisal of International Children's Continence Society definitions. J Urol. 2010; 183: 1561–7.
　　　　5. Kamperis K, Van Herzeele C, Rittig S, et al. Optimizing response to desmopressin in patients with monosymptomatic nocturnal enuresis. Pediatr Nephrol. 2017; 32: 217–6.
　　　　6. 日本夜尿症学会, 編. 夜尿症診療ガイドライン 2021. 東京: 診断と治療社; 2021.

2-4　尿の濃度によってデスモプレシンの効果を予測できるのか？

　夜尿症患者さんにおいて「夜間就寝中の抗利尿ホルモンの分泌が不十分であれば夜間尿量は増加し，尿の濃度が薄くなる」との仮定に基づき，起床第一尿の濃さを評価することがあります．実際に日本の保険診療上では，起床第一尿の尿浸透圧や尿比重が低い夜尿症に対してデスモプレシンが保険収載されている現状があります．

　本章では，尿の濃度（濃い薄い）によって，デスモプレシンの有効性の予測が可能であるかどうかを解説します．

尿浸透圧を用いたデスモプレシンの有効性の予測

　Akagawa らは，単一症候性夜尿症 41 例の後ろ向き観察研究の結果からデスモプレシン投与前の尿浸透圧（1 回の測定）の高低は，その後のデスモプレシンの治療効果を反映しないことを報告しました[1]．

尿比重を用いたデスモプレシンの有効性の予測

　筆者らは，臨床現場で測定が容易な「尿比重」を用いて Akagawa らと同様の後ろ向きの検討を行いました[2]．一般に尿比重のほうが尿浸透圧に比べて迅速に結果が得られます．クリニックや小規模病院に付設された検査室でも，尿定性検査の中の項目に尿比重が含まれることから汎用性が高いと考えます．

　筆者らの結果では，データの得られた 72 例の夜尿症患者の起床時尿の比重（2回以上の測定）とデスモプレシンの有効率に関して検証したところ，治療開始前の尿比重が 1.023 未満である低比重尿群（32 例）と 1.023 以上である高比重尿群（40 例）で 8 週間後のデスモプレシン治療の有効率は，それぞれ 62.5% と60% であり，統計学的な差は認めませんでした（p=0.83）（表 2-2）．つまり，Akagawa らと同様に尿の濃いか，薄いかというデータに基づいてデスモプレシ

表 2-2 ● 起床時尿の比重とデスモプレシン（ミニリンメルト®OD 錠）の有効性

	全症例	低尿比重群 （＜1.023）	高尿比重群 （≧ 1.023）	P 値
対象患者数	72	32	40	－
男児（%）	41 (56.9)	17 (53.1)	24 (60)	0.36
年齢（歳，IQR）	8.5 (7-10)	9 (7-10)	8.5 (7-10)	0.78
単一症候性夜尿症（%）	62 (86.1)	28 (87.5)	34 (85)	0.52
1 週間当たりの夜尿日数（日，IQR）	6 (5-7)	5.25 (3.5-7)	7 (5.25-7)	＜0.01
平均起床時尿比重（IQR）	1.023 (1.020-1.026)	1.019 (1.017-1.021)	1.026 (1.024-1.029)	＜0.01
ミニリンメルト®OD 錠 　240μg の投与症例（%）	43 (59.7)	19 (59.4)	24 (60)	0.96
有効率（%）*	44/72 (61.1)	20/32 (62.5)	24/40 (60)	0.83

IQR: 四分位範囲
*有効率は ICCS の定義に従い，complete response および partial response とした.
(Nishizaki N, et al. Pediatr Int. 2020; 62: 1309-10 より改変)[2]

ンを処方しても，その後の治療効果には差がないことが示されました.

　確かに「起床時の薄い尿は夜間尿量を代替する surrogate marker である」とする考え方は直感的に理解しやすいと思います. 言い換えれば，「夜尿症患者さんは，就寝中に抗利尿ホルモンであるバソプレシンの分泌が悪いから，夜間多尿になり，尿が薄くなるだろうからデスモプレシンが効くだろう」という考え方は一見合理的ではあります.

　しかし実際は，Akagawa らと筆者らの検討結果から，単純に尿浸透圧や尿比重の高低を根拠に，デスモプレシンの有効性を予測することは意外と難しいことがわかりました. ただし，実臨床では，日本の保険診療の範囲で夜尿症にデスモプレシンを処方する場合，「起床時尿の尿浸透圧または尿比重が低いこと」が条件として明記されている点に留意してください（1-9 章「夜尿症に対するデスモプレシンの使い方とコツ」▶p.42）.

【文献】 1. Akagawa S, Tsuji S, Akagawa Y, et al. Desmopressin response in nocturnal enuresis showing concentrated urine. Pediatr Int. 2020; 62: 701-4.
2. Nishizaki N, Hirano D, Shimizu T. Is urinary concentration important in desmopressin treatment for enuresis? Pediatr Int. 2020; 62: 1309-10.

2-5 | ミニリンメルト®OD錠は 無味無臭なのか？

デスモプレシン口腔内崩壊錠「ミニリンメルト®OD錠」の添付文書には，「本剤は口の中（舌下）に入れると速やかに溶ける」と書いてあり，販売元のフェリング・ファーマの運営するWebサイト（https://find.ferring.co.jp/index.php）には「製剤として味やにおいはつけておりません．無味無臭です」との記載があります．しかし果たして，本当に「無味無臭」なのでしょうか？

夜尿症患者さんの感じるミニリンメルト®OD錠の風味

外来で，ミニリンメルト®OD錠を内服している夜尿症患者さんの中から「奇妙な味がする」，「苦い」といった話を聞くことがあります．しかし筆者は「ミニリンメルト®OD錠の服用は，舌の裏の唾液がたまりやすいところに置いて，自然に溶けるのを待つものだから，舌先に風味を感じることはないのではないか？」と思っていました．

上杉は，夜尿症患者67例に対し，治療として処方したミニリンメルト®OD錠の「味」について後方視的な検討を行っています[1]．その結果，内服4週間後に回答の得られた51例（男児38例，平均年齢8.4歳）の質問に対する回答は，

A群　全く苦くない：32例（63%）
B群　苦いけど口腔内崩壊可能：15例（29%）
C群　苦いので少量の水と一緒に内服：4例（8%）

という結果であり，実にB群＋C群を合わせて19例（37%）の患者さんが，「苦み」を感じているという結果でした．また興味深いことに，4週間の治療効果の検討では，これら3群間で治療成績に有意差はなかったようです．

ミニリンメルト®OD錠に含まれる成分

添付文書によれば，ミニリンメルト®OD錠の主成分はデスモプレシン酢酸塩

表 2-3 ● ミニリンメルト®OD 錠の成分

主成分	デスモプレシン酢酸塩水和物
添加物	ゼラチン D-マンニトール 無水クエン酸

水和物でありますが，添加物にはゼラチン，D-マンニトール，無水クエン酸が使用されています（表 2-3）．

ゼラチンは一般にウシやブタの皮や骨を利用して生産されますが，精製された純度の高いものは無味無臭とされています．D-マンニトールについては，乾燥したものは白色の結晶または粉末で，においはなく，一般には砂糖の 60% 程度の甘味があるとされています．もう一つの含有成分であるクエン酸には酸味があります．ヒトの舌では，その酸味によって苦みが強調されたり，甘みも強調されたりする混乱が起こることがあるそうです．患者さんが服用前に口にした緑茶などの苦み成分が口腔内に残っていたとしたら，ミニリンメルト®OD 錠の内服後に苦みをわずかに感じる可能性は否定できません．

筆者はミニリンメルト®OD 錠に風味を感じる夜尿症患者さんは，発達面の特徴として「感覚鈍麻」や「感覚過敏」の傾向が高いのではないかと考えています．実際，夜尿症と併存することが多い発達障害（神経発達症群）の一つである自閉スペクトラム症のある児では，健常児に比べて感覚器を介した種々の感覚の違和感を訴えることが報告されています[2]．夜尿症患者さんで，かつ感覚過敏のある児では，ミニリンメルト®OD 錠の内服でほんのわずかな苦みを感じ取るのかもしれません．このような自閉スペクトラム症をはじめとした，発達面のアプローチも必要な夜尿症患者さんは少なくないこともこの事実を支持します．

今後，夜尿症患者さんに併存する発達障害（神経発達症群）のスクリーニングに，「ミニリンメルト®OD 錠の苦みを感じることがありますか？」といった問診結果が利用できるようになるかもしれません．

［文献］　1. 上杉達也. ミニリンメルト®は本当に無味なのか？ 夜尿症研究. 2019; 24: 47-51.
2. 松田惠子, 和田由美子, 一門惠子. 自閉スペクトラム症児者における感覚過敏・鈍麻の実態(1): 自閉スペクトラム症児者の行動特性との関係. 心理・教育・福祉研究. 2019; 18: 45-55.

2-6 | アラーム療法中は音で起きられない児を 起こすべきか？ 起こさなくてもよいのか？

現在，欧米の多くのガイドラインではアラーム療法中には，患者さんを起こしてトイレへ誘導して排尿する必要性が述べられており，成功の秘訣は「アラーム音が鳴ったら患児を覚醒させて排尿を促すこと」と考えられてきました．しかし，アラーム音で起きない患者さんを起こすべきか？　起こさなくてもよいのか？についての明確なエビデンスは実は存在しません．

Tsuji らは，アラーム療法を施行した夜尿症患者 78 名を対象とし，アラームが鳴ったときに保護者が覚醒させる患者（強制覚醒群：44 名）と覚醒させない患者（非強制覚醒群：34 名）に分け夜尿の改善率を比較検討しました[1]．その結果，この 2 群間で夜尿改善率も強制覚醒群（56.8％），非強制覚醒群（55.9％）と差を認めませんでした．Tsuji らは「アラーム療法の有効性が覚醒の有無と無関係な排尿抑制反射の確立によるものであることを示唆するものではないか？」と考察し，アラームによる覚醒を促さなくても覚醒排尿と同様の効果が認められるとしています．

しかし筆者は，より早期に効果を得るためには，アラーム音によって本人が夜尿をした瞬間を認識させることが必要と考えていますので，少なくとも音が鳴った際に起こして本人に知らせることを約束事としています．ただし，起きた（起こした）後にトイレへの誘導は行わなくても効果が変わらないとの報告[2]もあることから，保護者の負担を考えてトイレに連れて行って排尿させることまでは強制していません．

【文献】　1. Tsuji S, Suruda C, Kimata T, et al. The effect of family assistance to wake children with mono- symptomatic enuresis in alarm therapy: a pilot study. J Urol. 2018; 199: 1056-60.
　　　　2. 望月貴博, 福島幸裕, 岩間正文, 他. 夜尿アラーム療法のトイレ誘導による治療効果: 使用後アンケート調査より. 夜尿症研究. 2016; 21: 35-40.

2-7 | アラーム機器の『箱』が もたらした効果

私はこれまでにたくさんの夜尿症患者さんを診てきましたが，何度か「不思議な症例」を経験したことがあります．その一例を紹介します．

症例提示

10歳の女児で，一次性単一症候性夜尿症のために2年くらい外来通院していました．生活指導の徹底が難しいお子さんで，治療モチベーションの維持が困難でした．保護者は母親のみ（母子家庭）であり，母親も仕事が忙しく，なかなか子どものために規則正しい生活が提供できていませんでした．当院初診時からデスモプレシンを1年以上内服していますが，母親の帰宅後からの夕食時間であったり，寝る前に水分を取りがちであったりと薬効がうまく現れていない状況でした．また母親は自身の仕事のために夜間はゆっくり身体を休めたいとのことで，就寝中にブザー音のなるアラーム療法には初めから否定的でした．そのため，水分摂取量が順守できた日にはデスモプレシンを内服して頂き，もし夜尿があったとしても，おむつから漏れ出さない程度の夜尿量に抑える目的で治療を継続していました．たまに成功する日もありましたが，おおむね1か月間に夜尿を20日間以上認めていました．

そんなある外来日，小学校6年生になった患者さん本人から「中学生になってもおねしょをしているのは嫌だから，今まで以上におねしょ治療を頑張りたい」との発言が聞かれました．また母親からも「コロナ禍の影響で，仕事の在宅勤務も増えました．子どもといる時間も長くなり，夕食の時間や就寝時間もきちんと管理できるようになったのでこれまでよりも治療に集中できます」と前向きなお話がありました．

そこでデスモプレシンの効果が限定的であったこと，就寝前の水分摂取量がやや多くなってしまうことがあったので「お母さん，もし治療に協力できるようであれば，ガイドラインの中でも紹介されている『アラーム療法』を追加すること

を提案しますが，やってみますか？」とお話ししたところ，母親からは「はい，私も起こしてあげたり，協力できます」と積極的なお返事でした.

　しかし一方で，患者さん本人は不服そうな面持ちで「私が気持ちよく寝ているのに，アラーム音やお母さんにゆすり起こされるのは絶対に嫌だ！　アラーム療法はやりたくない！」と大反対でした．ここにきて，親子の意見が分かれてしまいました．筆者は「アラーム療法が成功する秘訣は，患者さんと協力者であるお母さんの治療モチベーションが共に高いことです．もしアラーム療法に理解がなかったり，コンスタントに続けられなかったりすると，治療効果が出にくいと思います…二人でよく相談して，もしアラーム療法をやることになったら次回の外来までに入手してもらい，説明書に従って始めてみて下さい．もしアラーム療法はどうしても始めたくない，ということでしたら私は二人の意見を尊重します」と説明し，次回１か月後の外来受診を指示しました.

その後の経過

　翌月，約束通りその親子は二人で受診され，診察室に入るや否や「先生！　おねしょの回数がすごく減ったんです！　半分以下になりました！」とニコニコしながら排尿・排便記録を見せてくれました．「すごいじゃないか！　一気に成功日が増えているね！　アラーム療法を始めたのかい？」と，筆者はてっきりデスモプレシンに加えて，アラーム療法を開始した相乗効果だと思い，二人に確認しました．すると，母親から意外な話が聞けました．「先生．結局，前回の外来の後，二人でアラーム療法を始めるか否か話し合ったのですが…意見はまとまらなかったんです．でも…私がしびれを切らして，どうしても早くよくなって欲しかったから勝手に申し込んでしまったんです」とのことでした．つづけて母親が「でも…アラームは自宅に届いたのですが，実は一回も装着していないんです．玄関先に置いてあったアラーム機器の『箱』（図 2-3）を見た娘が，その日から夕食後の生活リズムをとても気にしだして…水分制限もできたし，トイレもしっかり２度済ませてから寝るようになったんです．また明け方も早起きしてトイレに行くようになって…なんだか，それからというもの，おねしょの日数が半分くらいに減ったんです」と嬉しそうにお話ししてくれました．本人にもどのような心境の変化があったのかを尋ねてみると「私は，ママに夜間起こされるのがどう

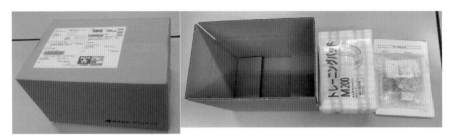

図 2-3 ● アラーム機器の入った『箱』の外観と包装
(アワジテックより写真提供)

しても嫌だったから，届いた箱が玄関先に置いてあるのを見た時から『やばい！ 今晩から漏らすたびにアラーム音が鳴り，お母さんに起こされてしまう！ これは大変だ！ 頑張っておねしょを減らさないと！』と思ったんだよ．完全にはよくならなかったけれど，おねしょの日数は半分まで減ったんだよ！ おかげでお母さんはアラーム療法を諦めてくれて，そのままアラームの箱は開けないで保管してるんだ」とのことでした．

考察

つまりはこの夜尿症患者さんは，「絶対にアラーム機器を付けて寝たくない，アラーム音で起こされたくない」という強い意志が，よい生活リズムを生み出し，その結果として夜尿日数が減少したと考えられました．

アラーム療法は開始してから比較的早期に効果を発揮することがありますが，この患者さんのようにアラーム機器の入った『箱』を見ただけで，夜尿日数が減少するパターンは非常に珍しいのではないかと思います．国内外の診療ガイドラインでは，「アラーム療法を導入する際には，患者さん本人の治療モチベーションと同居する保護者の協力が不可欠」とされていますが，アラーム機器の箱も空けずに夜尿が改善するという，こんな不思議な経過をたどる例があるんだと正直，驚きました．

JCOPY 498-14572

2-8 | 夜尿症に対する漢方薬の位置づけ

　一つ前の夜尿症診療ガイドライン 2016[1] では，漢方薬について「作用が温和であることから，軽症の症例か，他の薬物療法である程度改善した症例での併用療法が望ましい」とだけ記載があり，具体的な使用基準は示されませんでした．現行の同ガイドライン 2021[2] では，「漢方薬は夜尿症そのものを治すのではなく，患者の足りないものを補い整えることで，治癒しやすい状態にする作用があるとされる．ガイドラインに即した標準的な夜尿症治療を行う際に，患者の体調を整えることでさらなる治療効果が期待できる」とされ，標準的治療であるデスモプレシンやアラーム療法に併用するパターンが提案されています．

夜尿症に対する効果が期待される漢方薬と使用法

　夜尿に対し保険収載されている漢方薬としては，桂枝加竜骨牡蠣湯，小建中湯（共に小児夜尿症に適用）と越婢加朮湯，苓姜朮甘湯（共に夜尿症に適用）の 4 種類があります（表 2-4）．

　このほか，小児夜なきや疳の虫に用いられる抑肝散が夜尿症に有効であったとする報告があり，Ohtomo らは，デスモプレシン無効例にデスモプレシンと抑肝散を併用処方し，約 7 割の患者さんで夜尿日数の減少効果があったと報告しています[3]．筆者は，就寝中にベッドから落ちるほどの寝相の悪い子や，寝言が多かったり，睡眠中に突然起きだして叫び声をあげたりするといった反応をとる夜驚症に近いような既往のある夜尿症の患者さんに抑肝散を夕食前 1 包（2.5g）飲んでもらったところ，夜尿の日数が減少し，本人に話を聞いたところ「眠りが安定して良く寝つけるようになった」という話を聞きました．夜尿症の原因の一つに「睡眠の質の問題」が想定されていることから，抑肝散は，虚弱な体質で神経がたかぶるタイプの患者さんには一定の効果が期待できるのかもしれません．

　ただし，漢方独特の奇妙な風味のために，服薬コンプライアンスの維持が難しい患者さんが多いことに注意します．特にエキス剤の場合は剤形が顆粒であるた

表 2-4 ● 夜尿症に使用される漢方薬

漢方薬	夜尿症に対する保険収載	適応となる症状	成人の用法・用量	小児の用量
桂枝加竜骨牡蛎湯	あり	下腹直腹筋に緊張のある比較的体力の衰えているもの	1 日 7.5g を2 〜 3 回に分割	小児へのエキス剤の投与量は，特に規定されていないが，1 日量 7.5g のエキス剤であれば 0.15g/kg，9g のエキス剤であれば 0.18g/kg が目安
小建中湯	あり	体質虚弱で疲労しやすく，血色がすぐれず，腹痛，動悸，手足のほてり，冷え，頻尿および多尿などのいずれかを伴う	1 日 15.0g を2 〜 3 回に分割	
越婢加朮湯	あり	浮腫と汗が出て小便不利のあるもの	1 日 7.5g を2 〜 3 回に分割	
苓姜朮甘湯	あり	腰に冷えと痛みがあって，尿量が多いもの	1 日 7.5g を2 〜 3 回に分割	
抑肝散	なし	虚弱な体質で神経がたかぶるもの	1 日 7.5g を2 〜 3 回に分割	
六味丸	なし	疲れやすくて尿量減少または多尿で，時に口渇がある	1 日 7.5g を2 〜 3 回に分割	

【目安となる対成人量比】

投与年齢	4 〜7 歳	7 〜15 歳	15 歳〜
対成人量比	1/2	2/3	1

め，服用の際に水分摂取が多くなりがちな点で，デスモプレシンを併用する場合には知らないうちに水分摂取過多にならないように留意する必要があります．

漢方薬の副作用

夜尿症に対して保険収載されている 4 つの漢方薬すべてに甘草（カンゾウ）が含まれている点に注意します．通常量の服用であれば，問題が起きることはほとんどありませんが，多量服用や長期間服用の際は偽性アルドステロン症（低カリウム血症，血圧上昇，体液の貯留，浮腫，体重増加など）が現れることがあります．長期間投与の際には，血清カリウム値の測定を行い，異常が認められた場合には投与を中止して適切な処置を行うことが推奨されています [4]．

【文献】　1. 日本夜尿症学会, 編. 夜尿症診療ガイドライン 2016. 東京: 診断と治療社; 2016.
　　　　2. 日本夜尿症学会, 編. 夜尿症診療ガイドライン 2021. 東京: 診断と治療社; 2021.
　　　　3. Ohtomo Y, Umino D, Takada M, et al. Traditional Japanese medicine, Yokukansan, for the treatment of nocturnal enuresis in children. Pediatr Int. 2013; 55: 737-40.
　　　　4. 萬谷直樹, 岡 洋志, 佐橋佳郎, 他. 甘草の使用量と偽アルドステロン症の頻度に関する文献的調査. 日東洋医誌. 2015; 66: 197-202.

2-9 | 夜尿症に対する 選択的β₃受容体作動薬の位置づけ

　近年，過活動膀胱に対して抗コリン薬と効果は同等で，副作用の軽微な選択的β₃受容体作動薬が発売されました．本剤は，成人における過活動膀胱の第一選択薬になりつつありますが，まだ小児に関しては，有効性と安全性はわかっていません．しかし，一部の小児患者への有用性はすでに学会発表や観察研究[1,2]が散見されています．

Ｐractice　筆者の処方例

> ベオーバ® (50mg)　1回1錠，夕食後
> 　(注意：夜尿症には保険適用なし，小児の薬用量の設定はなし)
> 小学校高学年 (体重30kg以上を目安)：
> 　50mg　1回1錠，夕食後　1日1回
> 小学校低学年 (体重30kg未満を目安)：
> 　50mg　1回1錠，夕食後　<u>1日おき (隔日)</u>

選択的β₃受容体作動薬とは？

　膀胱での蓄尿と排尿に関係する神経支配は，ムスカリンM₃受容体を介して膀胱平滑筋を収縮させる副交感神経系とアドレナリン受容体のサブタイプの一つであるβ₃受容体を介して膀胱平滑筋を弛緩させる交感神経系が関与します．また一部，神経支配されない膀胱平滑筋自体の自立性の存在も指摘されています．小児の夜尿症をはじめとする排尿 (蓄尿) 障害に対しては，従来から抗ムスカリン作用のある抗コリン薬が使用されてきました (1-13章「夜尿症に対する抗コリン薬の使い方とコツ」 ▶ p.70)．

　抗コリン薬はムスカリンM₃受容体を遮断することで，結果的に膀胱収縮を抑制し蓄尿機能を高めます (図1-20「膀胱の機能と神経伝達」 ▶ p.71)．しかし，

夜尿症に対する十分な効果は得られないことがしばしばあります．さらには，抗コリン薬は口腔内乾燥，紅潮，頻脈，集中力の低下，便秘，霧視などの全身性の副作用を認めることが欠点でした．

一方，アドレナリン受容体であるβ_3受容体を介して膀胱平滑筋を弛緩させる選択的β_3受容体作動薬が注目されている理由は，受容体特異性が高いために，抗コリン薬よりも全身性の副作用が軽微であるためです．

β_3受容体作動薬にはミラベグロン（ベタニス®）とビベグロン（ベオーバ®）の2種類があります．まず，先行発売されたミラベグロンが成人の過活動膀胱に有用性であることが報告されました[3]．海外ではミラベグロンの小児の過活動膀胱への有用性も報告されていますが，添付文書では「生殖可能な年齢の患者への本剤の投与はできる限り避けること」とあるために，日本では小児への投与の報告はほとんどありません．

そのような背景のもと，本邦から2019年に生殖器への副作用が軽減された選択性が高いβ_3作動薬であるビベグロンが発売されました．成人を対象とした薬剤ではありますが，成人領域の治験成績ではビベグロン50mg，100mgの単独投与で過活動膀胱，夜間頻尿，膀胱容量増大への有用性が確認され，一躍脚光を浴びています[4]．本剤は，薬剤代謝に関与するCYP2D6やCYP450などの酵素も阻害しないため，薬剤相互作用がほとんどみられず，添付文書上も併用禁忌薬剤の記載はありません．

小児夜尿症へのビベグロンの効果

Fujinagaらは，薬物療法やアラーム療法後も夜尿が持続（中央値18か月）する治療抵抗性の単一症候性夜尿症24名（中央値10.5歳）に対して，ビベグロン（25mg，分1）を追加し，投与前後4週間の夜尿頻度の比較とその安全性を後方視的に検討しています[2]．その結果，ビベグロン追加によって，起床時第一尿の尿量（中央値）は240mLから300mLへ有意に増加し，4週間後の夜尿頻度（中央値）は15.4日から6.8日へ有意に減少したと報告しました．また観察期間中に服用を中止するような副作用は認めなかったと述べています．最も注目すべきは，抗コリン薬では高頻度で認められた便秘がビベグロンでは少なかったことが挙げられます．ビベグロンは，抗コリン薬と異なり便秘を増悪させることなく過

活動膀胱を改善させ，夜間の蓄尿量を増加させることで治療抵抗性の単一症候性夜尿症にも早期に有効性が得られるのではないかと著者らは述べています．筆者も比較的体格の大きい小学校高学年の患者さんには，蓄尿増大を期待して，ビベグロンを処方しています（50mg，1回1錠，連日）．少し体格の小柄な低学年の患者さんの場合には，同量を「1日おき（隔日）」で処方しています．

　対象としているのは，主にデスモプレシンやアラーム療法で効果が無効であった夜尿症患者さんです．次の一手として，抗コリン薬を併用する代わりにビベグロンを選択します．また非単一症候性夜尿症の昼間の下部尿路症状や，昼間尿失禁に対しても，効果的であることを経験しています．本剤の副作用に関しては，特に筆者の患者さんでは経験していません．唯一の難点は，錠剤であるがゆえに服用が難しい患者さんがいることです．

選択的 β_3 受容体作動薬を夜尿症に対して使用する際の留意点

　これは，小児適応のない多くの薬剤に該当することですが，ビベグロンに関しても以下の点に注意することが必要です．

> • 添付文書によれば，小児を対象とした臨床試験は実施されていないため，小児患者に対する有効性と安全性はわかっていないこと
> • 過活動膀胱に対するビベグロンの保険適用があるものの，小児用量は設定されていないこと

　この点を理解した上で，小児の夜尿症患者さんに対するビベグロンは慎重に，かつ限定的に使用する必要があります．前述の Fujinaga らの使用経験の報告においても，所属施設の臨床倫理委員会の承認が得られた上での使用であることが論文内に明記されています．小児への本剤の使用はあくまでも主治医の責任に委ねられている点，本章が必ずしも使用を推奨しているわけではない点を申し添えておきます．

〔文献〕 1. 赤司俊二, 藤永周一郎. 小児難治性夜尿症に対する Vibegron 投与の有用性と安全性の検討 -A retrospective observation study-. 夜尿症研究. 2020; 25: 27-34.

2. Fujinaga S, Watanabe Y, Nakagawa M. Efficacy of the novel selective β_3-adrenoreceptor agonist vibegron for treatment-resistant monosymptomatic nocturnal enuresis in children. Int J Urol. 2020; 27: 693-4.

3. Yamaguchi O, Marui E, Kakizaki H, et al. Phase III, randomized, double-blind, placebo-controlled study of the β_3-adrenoceptor agonist mirabegron, 50mg once daily, in Japanese patients with overactive bladder. BJU Int. 2014; 113: 951-60.

4. Yoshida M, Takeda M, Gotoh M, et al. Efficacy of Novel β_3-adrenoreceptor agonist vibegron on nocturia in patients with overactive bladder: a post-hoc analysis of a randomized, double-blind, placebo-controlled phase 3 study. Int J Urol. 2019; 226: 369-75.

9

夜尿症に対する選択的 β_3 受容体作動薬の位置づけ

2-10 夜尿症に対するがまん訓練は有効か？

　夜尿症患者さんは意外と「がまん訓練」を実践しています．がまん訓練をしている理由を尋ねると，たいていは「前の先生に『昼間にオシッコをできるだけ我慢すると，次第に膀胱が大きくなって，オネショが治る』と聞いたから…」といった答えが返ってきます．果たして，「がまん訓練をすれば夜尿症がよくなる」というのは，本当なのでしょうか？

がまん訓練とは？

　尿意を感じたのちにわざとトイレへ行かずに，排尿を我慢させる訓練を一般的に「がまん訓練（または膀胱訓練）」と呼んでいます．海外では"bladder training"のほかにbladder drill, bladder re-education, bladder retraining, retention control training, stop start training, holding exercise, central inhibition training などと呼んでいるようです．しかし患者さんに聞いても，がまん訓練の方法はまちまちであり，尿意が始まってから排尿までに我慢する適切な時間や，1日に何度行うべきか，などのやり方に関する統一見解はありません．

がまん訓練が単一症候性夜尿症に及ぼす影響

　Van Hoeck らの二重盲検 RCT による検討があります[1]．149 名の単一症候性夜尿症患者を対象に，がまん訓練（holding exercise を採用）＋プラセボ薬，がまん訓練＋抗コリン薬，プラセボ薬のみ，抗コリン薬のみ，アラーム治療（コントロール群として設定）の 5 群に分けて比較したところ，12 週間後の評価で，がまん訓練によって機能的最大膀胱容量は増加していましたが，ロジスティック解析でがまん訓練自体は単一症候性夜尿症の夜尿日数の改善には全く寄与していないことがわかりました．そのほか，いくつかの報告からはいずれも，少なくとも昼間の下部尿路症状（lower urinary tract symptoms: LUTS）がない単一症

候性夜尿症に対してはがまん訓練が夜尿を改善するというエビデンスは得られていません.

　以上から,単一症候性夜尿症に対するがまん訓練は「機能的最大膀胱容量(蓄尿量)」を増加させることは確からしいのですが,残念ながら真の治療対象である夜尿症そのものの改善には関係がないようです.なお,日本の現行のガイドラインでは「単一症候性夜尿症に対して,がまん訓練を行わないことを提案する.(推奨グレード 2C)」となっています[2].

がまん訓練が非単一症候性夜尿症に及ぼす影響

　非単一症候性夜尿症は,「LUTS を伴う夜尿症」を指しますが,このような子ども達に対してのがまん訓練は有効なのでしょうか?

　最近の国際小児禁制学会(International Children's Continence Society: ICCS)の診療指針[3]では,極めて膀胱容量の小さい非単一症候性夜尿症でLUTS を伴う患者さんには,限定的に「central inhibition training(排尿日誌を参考に尿を保持する時間を徐々に増やす,日本で言うがまん訓練に似ているもの)を導入してもよい」ことが紹介されました.ただし,一律に central inhibition training を導入するのではなく,昼間の LUTS に対して標準的ウロセラピーを行っても軽快しない患者さんを対象とすることが付記されています.また central inhibition training を開始する前に,患者さん本人および保護者に対しては,膀胱機能について説明すること,必要に応じて水分摂取量を評価および調整すること,尿路感染症と便秘に対するリスクを想定して対策をしておくことが記載されています.また,治療モチベーションが乏しい場合や,トレーニングの理解が難しい年少児に対しては行わないとされています.

　以上をまとめると,central inhibition training を非単一症候性夜尿症に対して行うことは意味がありそうです.ここから転じて,非単一症候性夜尿症に対するがまん訓練で昼間の LUTS が改善することは副次的に夜尿にもプラスの作用が得られるのではないかと考えられます.なお,日本の現行のガイドラインでは「非単一症候性夜尿症の昼間の LUTS に対して,一律にはがまん訓練を行わないことを推奨する.(推奨グレード 1C)」となっています[2].

表 2-5 ● 過活動膀胱に有効な行動療法のガイドラインでの位置づけ（成人）

種別	方法	推奨グレード
生活指導	体重減少	A
	運動療法，禁煙，飲水指導，便秘の改善，体位・姿勢	C
計画療法	膀胱訓練，習慣排尿法，定時排尿，排尿促進法	A
理学療法	骨盤底筋訓練	A
	フィードバック訓練・バイオフィードバック訓練	B
行動療法統合プログラム	生活指導，計画療法，理学療法の組み合わせ	A

（過活動膀胱診療ガイドライン. 第 2 版より改変）[4]

過活動膀胱に対するがまん訓練

　成人領域では，がまん訓練（過活動膀胱診療ガイドラインでは「膀胱訓練」と表記されています）は，夜尿症の改善目的ではなく，過活動膀胱（overactive bladder: OAB）に対する行動療法として認識されています[4]．過活動膀胱ガイドラインの中ではがまん訓練（膀胱訓練）は「推奨グレード A」として位置づけられています（表 2-5）．成人の場合にはすでに膀胱機能も成熟しており，がまん訓練の方法や意義を自らしっかりと理解することができる点で，小児患者さんとは異なります．また特に高齢患者では全身状態や合併症の兼ね合いによって，薬物療法の導入や継続が困難な場合，がまん訓練をはじめとした行動療法が治療の中心になりやすいのかもしれません．一方，小児の過活動膀胱には診療ガイドラインは今のところ存在しません．よって，小児の過活動膀胱をはじめとしたLUTS にがまん訓練が効果的かどうかは不明です．

がまん訓練の注意点

　尿意があっても排尿を我慢して耐えることは，決して生理的なことではありません．無理な我慢を続けることで，機能障害性排尿（dysfunctional voiding: DV）を引き起こす懸念があります（1-15 章「昼間尿失禁への対応」 ▶▶p.81）．
　夜尿症患者さんの一部には，先天性腎尿路異常（congenital anomalies of the kidney and urinary tract: CAKUT）を併存している場合があります．代表的な CAKUT の一つに膀胱尿管逆流がありますので，このような病態をもつ夜

尿症患者さんには，膀胱内圧を非生理的に上昇させるようながまん訓練は望ましくありません．また，神経因性膀胱や DV など膀胱機能に明らかな異常がある患者さんに対しては，これらの病態を悪化させる恐れがあるため，がまん訓練は行わないように指導します．

【文献】　1. Van Hoeck KJ, Bael A, Van Dessel E, et al. Do holding exercises or antimuscarinics increase maximum voided volume in monosymptomatic nocturnal enuresis? A randomized controlled trial in children. J Urol. 2007; 178: 2132-6.
　　2. 日本夜尿症学会, 編. 夜尿症診療ガイドライン 2021, 東京: 診断と治療社; 2021.
　　3. Nieuwhof-Leppink AJ, Hussong J, Chase J, et al. Definitions, indications and practice of urotherapy in children and adolescents: a standardization document of the International Children's Continence Society (ICCS). J Pediatr Urol. 2021; 17: 172-81.
　　4. 日本排尿機能学会 過活動膀胱診療ガイドライン作成委員会, 編. 過活動膀胱診療ガイドライン. 第 2 版. 東京: リッチヒルメディカル; 2015. p.123-4.

2-11 | 夜尿症のある児に対する おむつを使用することの是非

夜尿症の外来で「おむつとパンツはどちらで寝かせれば早くよくなるでしょうか？」という質問をしばしば受けます．おむつをしないと毎日寝具まで濡れてしまう場合には，家事洗濯を担う保護者にとって大変な負担です．そこでおむつを使用することに関して，筆者の考えを述べたいと思います．

おむつを使用することに対する筆者の見解

「夜尿症患者さんにおむつを着用させるかどうかは，各家庭の考え方次第で構わない．寝具の洗濯を負担に感じるようならば，おむつを使用して寝かせてよい」というのが，筆者の率直な意見です．少なくとも外来の保護者の様子から推察すると，夜尿量の多い患者さんの保護者の QOL に関しては，おむつを使用してもらったほうが QOL の向上が得られている印象があります．

夜尿症のある児におむつを使用することの是非

夜尿症を改善させるためにおむつで寝たほうがいいのか，パンツで寝たほうがいいのかに関するエビデンスを検証した研究がありませんが，現行のガイドラインには，以下の 3 点を考慮する必要があると記載されています[1]．

①夜尿症の改善に影響を及ぼすか否か？
②夜尿症患者さんの睡眠に影響を及ぼすか否か？
③夜尿症患者さん・保護者の生活の質（quality of life: QOL）を上げるか否か？

①夜尿症の改善に影響を及ぼすか否か？

「おむつの使用が夜尿症の改善に悪い影響を与える」とする報告では，単一症

候性夜尿症患者 570 名に対する行動療法の有効性の検討において，介入 6 か月時点でおむつ使用群 512 名と不使用群 33 名を比較したところ，おむつ不使用群のほうが夜尿のない日が多かったことを根拠としています[2]．しかし，本研究以外には，明らかにおむつのほうが夜尿症改善に対して有効であるとする報告はないため，結論づけることは困難であると考えます．

②夜尿症患者さんの睡眠に影響を及ぼすか否か？

「おむつの使用が夜尿症患者さんの睡眠によい影響を与える」とする報告では，6~9 歳の夜尿症患者さん 62 名（おむつ使用 19 名，パンツ 43 名）と健常対照群 63 名について睡眠の質に差がみられるかどうかを検討し，おむつ不使用群は使用群に比して有意に睡眠の質が低下し，さらにおむつ使用群は対照群と同等の睡眠の質を得ていたことを根拠としています[3]．しかしながら，対象年齢が比較的若年であることや，対象症例数が少ない研究であり，追試もなされていませんので，結論づけることは困難であると考えます．

③夜尿症患者さん・保護者の生活の質（QOL）を上げるか否か？

外来で保護者に話を聞くと，やはり夜尿量が多い場合には，寝具（シーツ，マットレス，布団）の洗濯が大変な負担になっていることがわかります．特に洗濯物の乾きが悪い梅雨時は，それまでパンツで寝ていた患者さんも念のためにオムツに切り替えている場合もあるようです．筆者は，今後「おむつとパンツのどちらのほうが夜尿症に有効か？」という最終的な結論が得られるまでは，保護者の負担を考慮してどちらでもよいと伝えています．欧米では，夜尿症のある児をもつ家庭において，おむつの購入代金が経済的負担になるかどうかを検証した報告もありますが，経済状況や保険診療制度が異なるため，これらの結果を日本にそのまま当てはめられないことも事実です．

おむつ使用をやめるタイミング～パンツチャレンジ nights～

筆者は，夜尿症患者さんが小学校 5 年生以上の高学年で，夜尿日数が週に 2 日以下（または 1 か月あたりで 10 日間以下）まで改善を認めている，かつデスモプレシン（ミニリンメルト®OD 錠）を 120μg まで減量できている児の場合

には，「パンツチャレンジ nights」を設定してもらっています．

　具体的には，学校が忙しい月曜日から木曜日まではおむつを使用してもらっても構いませんが，週末の金曜日から日曜日の夜は，あえてパンツを履いて就寝してもらいます．もちろん夜尿をする可能性はありますが，パンツで寝ることで患者さん本人に緊張感が生まれ，水分制限をいつも以上に頑張ってみたり，寝る前にしっかりとトイレに行けたり，といったプラスの行動が増える場合も少なくありません．かなり自信のある患者さんの場合には，この3日間のデスモプレシンの服用も中断してもらいます．

　また外来では，夜尿日数を数えると共に，このパンツチャレンジ nights の3日間の勝敗を確認します．つまり，3日間連続で夜尿がなかった場合にはすぐにデスモプレシンを減量〜中止に踏み切れますし，逆に3日間とも失敗しているようでしたら，もう少し現行の治療法を続けてもらいます．本人にとってもチャレンジングな方法ではありますが，おむつで寝ていたときとパンツで寝たときの感覚の違いを実感してもらったり，うまくいったときの達成感や充実感があったりと，その後の治療モチベーションにもよい影響をもたらすと考えています．

【文献】　1. 日本夜尿症学会, 編. 夜尿症診療ガイドライン 2021. 東京: 診断と治療社; 2021.
　　　　2. van Dommelen P, Kamphuis M, van Leerdam FJ, et al. The short- and long-term effects of simple behavioral interventions for nocturnal enuresis in young children: a randomized controlled trial. J Pediatr. 2009; 154: 662-6.
　　　　3. Kushnir J, Cohen-Zrubavel V, Kushnir B. Night diapers use and sleep in children with enuresis. Sleep Med. 2013; 14: 1013-6.

2-12 | 夜尿症のある児に対する 睡眠中の強制覚醒の是非

　夜尿症の外来では，じつにさまざまな質問を受けます．その中で多い質問が「おねしょをさせないように夜間に一度か二度，起こしてトイレへ行かせたほうがいいでしょうか？」というものです．これにはエビデンスを立証した研究は存在せず，なかなか答えにくい質問なのですが，以下に筆者の考えを述べたいと思います．

夜尿症のある児に対する睡眠中の強制覚醒に対する筆者の見解

　寝ている児を本人の尿意や，膀胱内に充満した尿量とは無関係に無作為に「強制覚醒」させることはお勧めできません．

夜尿症のある児に対する睡眠中の強制覚醒の是非

　夜間就寝中に起きると，体内の種々の恒常性を攪乱することとなり，結果的には夜尿症が治りにくくなると想定されています．以下，その理由を列挙します．

①ヒトでは睡眠中に抗利尿ホルモンであるバソプレシンの分泌が亢進し，覚醒時に低下することが報告されています[1]．そのため，理論上は覚醒によって抗利尿ホルモンの分泌低下が起こり，利尿作用を惹起しやすくなります．

②ヒトの睡眠を阻害した場合，体内のナトリウム，尿素窒素，プロスタグランジンなどの電解質・溶質，および生理活性物質の代謝に変化が起こり，夜間多尿に陥りやすくなります．同様に，交感神経系・副交感神経系の調律が攪乱され，血圧調節機構の変化から夜間多尿に陥りやすくなります．実際，健常児20名に対して夜間睡眠を制限した研究では，児の夜間尿量は増加し，尿中ナトリウム排泄量も増加していました[2]．

③通常，就寝中に膀胱に尿を貯留する経験を重ねることで，膀胱の充満刺激が

中枢神経系（高位蓄尿中枢）に伝達され，正常であれば中枢神経から排尿を抑制（膀胱壁を弛緩し，括約筋を収縮する）シグナルの発生が起こります．しかし，患者さんの膀胱内の尿貯留を考慮せずに，無作為に起こして（あまりたまっていない段階の少ない尿を）強制的に排尿させ続けると，この排尿抑制回路の成熟が遅れる可能性があります[3]．

夜尿症のある児を起こしてもよいとき

短期間かつ限定的な場合では，睡眠中に夜尿症患者さんを強制的に起こして排尿させることは容認されています[4]．具体的には，就学旅行やキャンプなどの宿泊行事の際には，あらかじめおおよその夜尿をしてしまう時間帯を把握しておいて，引率者にその時間よりも少し前に起こしてもらい，トイレへ行かせることは一般的に行われている対応策です．

なお，アラーム療法の音を介して，夜尿をした瞬間に患者さんが起きる（または保護者が起こす）ことはエビデンスのある治療のプロセスであり，無作為な強制覚醒とは全く意味が異なるために問題ありません（1-11章「夜尿症に対するアラーム療法のコツ」 ▶▶p.58）．

【文献】
1. George CP, Messerli FH, Genest J, et al. Diurnal variation of plasma vasopressin in man. J Clin Endocrinol Metab. 1975; 41: 332-8.
2. Mahler B, Kamperis K, Schroeder M, et al. Sleep deprivation induces excess diuresis and natriuresis in healthy children. Am J Physiol Renal Physiol. 2012; 302: F236-43.
3. 金子一成. 夜間覚醒させることの是非. 小児科医が知っておきたい夜尿症のみかた. 東京: 南山堂; 2018. p.44.
4. O'Flynn N. Nocturnal enuresis in children and young people: NICE clinical guideline. Br J Gen Pract. 2011; 61: 360–2.

2-13 脊髄疾患と夜尿症の関連

　夜尿症と脊髄疾患の関連は，しばしば報告されています[1,2]．初診時に腰仙部の発毛や深い皮膚陥凹，下肢・会陰部の神経学的異常の有無を診察しますが，潜在性の二分脊椎を外観から判断することは困難です．Yavuz らは，夜尿症に LUTS を伴った場合には，夜尿症のみの場合よりも潜在性二分脊椎の頻度が有意に高かったと報告しています[3]．また臨床上，夜尿症と便秘症の合併例はしばしば経験しますが，慢性機能性便秘症と椎弓癒合不全も高頻度に併存することが報告されています[4]．しかし，神経管閉鎖不全を伴わない椎弓癒合不全や潜在性二分脊椎は機能的には問題なく，無症状であることが多いとされています．実際，成長過程における生理的な椎弓癒合は 4 歳頃から始まり，思春期にかけて完成するため，単純 X 線の画像上に椎体癒合不全を認めても年齢によっては正常所見であるため，病的意義の解釈には注意する必要があります[5]．

　筆者は 10 歳以降になっても夜尿症と昼間尿失禁がよくならない他院からの紹介患者さんに，腰仙部の深い皮膚陥凹（dimple）を認めていましたので，すぐに MRI 検査を施行し，脳神経外科にコンサルテーションしました．結果的には画

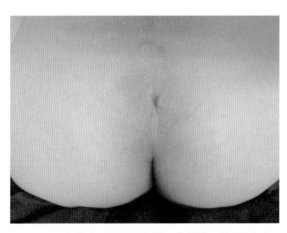

図 2-4 ● 夜尿症と昼間尿失禁の合併例に認められた dimple の外観（10 歳男児）

像上，脊髄との交通はなく夜尿症との関係性は低いと判断された症例を経験しました（図 2-4）.

　夜尿および昼間尿失禁の両方を認める非単一症候性夜尿症の患者さんでは，神経管閉鎖不全を疑うこと自体は必要かもしれませんが，治療を要する重症脊髄疾患の頻度はそれほど多くないと考えています.

【文献】 1. 望月貴博, 西垣敏紀. 腰椎・仙椎の椎弓癒合不全を認めた難治性夜尿症 11 例の夜尿の特徴についての検討. 夜尿症研究. 2013; 18: 17-20.
2. 横山美華子, 原 太一, 西崎直人, 他. 夜尿症と便秘に加え急性巣状細菌性腎炎を発症した潜在性二分脊椎の 7 歳女児例. 日小泌会誌. 2017; 26: 271.
3. Yavuz A, Bayar G, Kilinc MF, et al. The relationship between nocturnal enuresis and spina bifida occulta: a prospective controlled trial. Urology. 2018; 120: 216-21.
4. 奥山直樹. 排便調整困難な高度の慢性機能性便秘症における 3D-CT による腰・仙椎の椎弓癒合不全の評価. 日小外会誌. 2014; 50: 879-83.
5. 菅 信一. 脊椎, 脊髄の発達による変化. 臨床画像. 2001; 17: 40-50.

2-14 │ 夜尿症に関する国家試験問題

　医師国家試験，および看護師国家試験でも夜尿症が問題として取り上げられ，学生のうちから，夜尿症に関する正しい知識が求められています．ここでは実際に出題された3題を取り上げ，解説してみたいと思います．

第108回医師国家試験（I問題69番）[1]

　11歳の男児．2週後の修学旅行を前に夜尿が治らないため母親と来院した．既往歴に特記すべきことはない．両親と姉と妹の5人暮らし．尿所見：蛋白（−），糖（−），沈渣に赤血球0〜1/1視野，白血球1〜4/1視野．腹部超音波検査で両側の腎と膀胱とに異常を認めない．対応として適切なのはどれか．

　　a 経過観察
　　b オムツの使用
　　c 終日の水分制限
　　d 修学旅行への不参加
　　e 三環系抗うつ薬の内服

第108回医師国家試験（I問題69番）の答え

　後日公表された正答は「e 三環系抗うつ薬の内服」でした．しかしながらeは満場一致での正答とは言えないかもしれません．

　筆者は少なくとも修学旅行2週間前の初診の夜尿症患者さんに対して，デスモプレシンやアラーム療法を経ずに，いきなり三環系抗うつ薬を処方することは勧められないと考えます．三環系抗うつ薬は夜尿症に対する有効性は高く，ある程度の即効性をもって夜尿日数を減らす効果はあるものの，あくまでもデスモプレシンとアラーム療法に次ぐ，オプションとしての位置づけであることを再確認しておく必要があるでしょう．

第101回看護師国家試験（午後70問）[2]

　Aちゃん（4歳）は，風邪で小児科外来を受診した．診察を待っている間，母親から看護師に「昼間は自分でトイレに行けるようになったのに，まだおねしょをするのですが大丈夫でしょうか」と相談があった．看護師の対応で適切なのはどれか．

　　a「今は心配ないのでもう少し様子をみましょう」
　　b「夜中に1度起こしておしっこを促してください」
　　c「2時間おきにトイレに行く習慣をつけましょう」
　　d「小児専門の泌尿器科を受診したほうがよいでしょう」

第101回看護師国家試験（午後70問）の答え

　後日公表された正答は「a　今は心配ないのでもう少し様子をみましょう」でした．

　排尿が自立するのは3～4歳頃であり，夜尿がほぼなくなるのは4歳以降と考えられます．問題文のAちゃん（4歳）であれば，まだ夜尿があっても経過観察で構わないと考えられます．もし希望があれば，夕飯後の水分摂取を少し減らしてもらったり，寝る前の排尿を忘れないように声掛けしてもらったりといった生活指導を取り入れてもよいでしょう．

　一方で，Aちゃんのように未就学児であっても，保護者の心配が強い場合や，昼間尿失禁および便失禁も同時にみられる場合などは，併存症や基礎疾患についての診察が必要なケースもあることから，受診してもらって構わないと筆者は考えています（表1-3「尿失禁や便失禁がある場合の受診の目安」➡ p.7）．

第114回医師国家試験（F問題38番）[3]

　5歳の男児．夜尿を主訴に父親に連れられて来院した．毎晩夜尿があり，これまでに夜間おむつがとれたことがない．日中の尿失禁はないという．尿所見：比重1.030，蛋白（−），糖（−），潜血（−），沈渣は赤血球0～1/HPF，白血球1～4/HPF．腹部超音波検査で両側の腎と膀胱とに異常を認めない．父親への説明として適切でないのはどれか．

a「就寝前に完全に排尿させましょう」

b「睡眠中の冷えから身体を守りましょう」

c「水分は昼過ぎまでに多めに摂らせましょう」

d「おねしょをしても叱らないようにしましょう」

e「夜間の決めた時間に起こして排尿させましょう」

第114回医師国家試験 (F 問題38番) の答え

後日公表された正答 (誤っているもの) は「e 夜間の決めた時間に起こして排尿させましょう」でした.

この症例は5歳で, 昼間尿失禁はなく, 連日の夜尿のみということから一次性かつ単一症候性夜尿症と考えられます. 検査結果にも異常はなさそうですので, まずは初期診療におけるウロセラピー (生活指導・行動療法) を提案します.

就寝前の完全排尿のために, 寝る直前には15分間隔で2度トイレに行くこと (2段排尿) を提案し, その際には足台を設置して (男児であっても) 座位の姿勢をとらせるとよいでしょう (図1-25「座位による理想的な排尿姿勢」 ➡ p.86). また利尿を促すことから睡眠中の身体の冷えは避けるように指導します. 毛布がずれないように端を安全ピンでとめる, 腹巻をする, などの工夫が必要です. 暖房機器で部屋全体を暖めることは一般的ですが, 筆者の経験では空気が乾燥し, のどが渇いてしまってむしろ夜尿症患者さんの就寝前の水分摂取量が増えてしまった例がありましたので, 過度な暖房器具の使用には注意します.

夜尿症の患者さんは就寝前の水分摂取を減らすことが夜尿改善に効果的です. 逆に, 昼間の水分摂取制限は不要です. ただし, この問題の症例のように単一症候性夜尿症で, 昼間の積極的な水分摂取をすることが夜尿の改善に有効かどうか, といったエビデンスは実は得られていません. 一方で, 昼間の下部尿路症状がある非単一症候性夜尿症の場合では, 昼間の水分摂取が夜尿の改善に寄与したとする報告があります[4].

夜尿のあった日に叱責することは夜尿の改善には何らよい影響はありませんので, 保護者が叱らないように努めることは重要です.

選択肢eの夜間就寝中の単純な「強制覚醒」が, 夜尿を改善させるというエビデンスは存在しません (2-12章「夜尿症のある児に対する睡眠中の強制覚醒の是非」 ➡ p.139). よって正答 (誤っているもの) はeということになります.

【文献】　1. https://www.mhlw.go.jp/seisakunitsuite/bunya/kenkou_iryou/iryou/topics/tp140512-01.html（2022 年 3 月 22 日アクセス）

2. https://www.mhlw.go.jp/topics/2012/04/tp0420-03.html（2022 年 3 月 22 日アクセス）

3. https://www.mhlw.go.jp/seisakunitsuite/bunya/kenkou_iryou/iryou/topics/tp200421-01.html（2022 年 3 月 22 日アクセス）

4. Kruse S, Hellström AL, Hjälmås K. Daytime bladder dysfunction in therapy-resistant nocturnal enuresis:a pilot study in urotherapy. Scand J Urol Nephrol. 1999; 33: 49-52.

索　引

●著者紹介

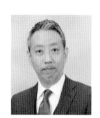

西﨑直人 (にしざきなおと)　順天堂大学医学部附属浦安病院小児科 准教授

【略歴】
2002 年　順天堂大学医学部卒業，同小児科学教室入局
2005 年　University of Alabama at Birmingham, Division of Pathology
2008 年　埼玉県立小児医療センター 腎臓科
2013 年　順天堂大学医学部附属浦安病院小児科／地域周産期母子医療センター
現在に至る

【学位・専門医】
医学博士　　　　　　　　順天堂大学大学院
日本小児科学会　　　　　小児科専門医／認定指導医
日本腎臓学会　　　　　　腎臓専門医／指導医
日本周産期・新生児医学会　周産期（新生児）専門医／代表指導医
日本人類遺伝学会　　　　臨床遺伝専門医

日々の臨床をしていますと，おねしょやおもらし，便秘など排泄障害に悩んでいるお子さんは非常に多いと感じています．とくに夜尿症はガイドラインにある標準的な治療で軽快するケースが多いですが，診療の「コツ」と「落とし穴」を知っておく必要があります．そういった意味で，本書が夜尿症診療の一助になれば幸いです．

夜尿症診療リアルメソッド　　　　　　　　　　　　　　　©

| 発　行 | 2022年4月25日　　1版1刷 |
| | 2023年7月25日　　1版2刷 |

著　者　西﨑直人

発行者　株式会社　中外医学社
　　　　代表取締役　青木　滋

〒162-0805　東京都新宿区矢来町62
電　話　　(03) 3268-2701 (代)
振替口座　00190-1-98814番

印刷・製本 / 三和印刷(株)　　　　　＜MS・KN＞
ISBN978-4-498-14572-6　　　　　Printed in Japan